嘱託産業医スタートアップマニュアル

ゼロから始める産業医

労働衛生コンサルタント
日本内科学会総合内科専門医 ▼ 勝木美佐子

労働衛生コンサルタント
精神保健指定医 ▼ 奥田弘美

日本医事新報社

はじめに ── 産業医になられたばかりの先生方へ

　産業医の資格を取得された先生方は、「できれば資格を活かして嘱託産業医として活動してみたい」と一度はお考えになると思います。

　しかし、臨床の世界で生きてきた医師にとって、産業医としての一歩を踏み出すのはなかなかハードルが高いのが現状です。「どうやって仕事を見つけたらいいのか？」「どのように業務を進めていけばいいのか？」などと、不安や疑問だらけではないでしょうか。

　筆者である私たちもそうでした。そこで、私たちの経験とスキルを産業医初心者のために可能な限り具体的に公開し、産業医活動のスタートアップの手助けとなるよう、本書を執筆したのです。

　ストレスチェックの義務化に加え、「働き方改革」や「健康経営」の機運が高まっていることから、産業医のニーズはますます増えています。産業医を必要としている職場は、全国に16万ヵ所以上あると言われています（総務省：平成26年経済センサス）。

　一方、産業医の養成研修・講習を修了した約9万人のうち、実働している産業医は3万人程度です。せっかく忙しい合間に講習会に足を運んで得た資格ですから、是非多くの先生方に産業医として活躍していただきたいと社会全体が願っています。

　そのため本書には、産業医講習会では教えてもらえない、実務のノウハウを沢山盛り込みました。実際の現場では、人事労務担当者が産業医の仕事をお膳立てして待っているわけではありません。逆に「先生、何を準備すればいいでしょう？」と聞いてくることも少なくないのです。

　産業医は、業務全体の流れを知った上で、人事労務担当者に適切なアドバイスをしなければなりません。ただしクライアントさんですから、あくまでも「アドバイス」です。「指示」ではありません。こうした医療現場とは違う対応のコツを、しっかりと解説しました。

　また、産業医として活動する際には、ビジネスパーソンとしての意識改革が大切になってきます。名刺の渡し方、契約書の書き方、面談の技法など、ビジネスの現場で働くためのルールとマナーについても解説しました。

　今まで躊躇されていた先生方が、この本をきっかけに「産業医をしてみよう」と思っていただけたら幸いです。実際に産業医活動を始めたとき、この本はきっと先生方のお役に立つでしょう。

　先生方とともに日本の産業衛生を進めていければ、私たちにとって望外の喜びです。

　　2018年 春

勝木 美佐子

奥田 弘美

第1章 産業医に必要なソーシャル・スキル

嘱託産業医の仕事はどうやって見つける？	2
契約書の内容を確認する	6
事業所、労働者との関係性を理解しておく	13
産業医に必要なビジネスマナー① 名刺交換	15
産業医に必要なビジネスマナー② メールの書き方	17
産業医に必要なビジネスマナー③ 身だしなみ	18
その他のビジネスマナー	20

第2章 健康診断チェックと事後措置

健康診断と事後措置の流れ	22
実施前の確認事項	24
結果の確認作業と二次健診対象者の選定	28
健康診断結果票に意見を記載する	33
要治療・要精査者への受診勧告	36
判定保留者の再判定	39
事後措置についての面談と意見具申	41
労基署提出用の報告書に署名・押印する	43
衛生委員会への報告	45
健康診断の判定基準	46
健康診断の事後措置（ケーススタディ）	50
特殊健診の管理区分	51
有所見者に対する保健指導	56

第3章 長時間労働者への面接指導と事後措置

医師による面接指導の意義	58
面接指導のシステム作り	59
面接時に必要な書類	62

面接指導結果報告書および意見書	67
医師による面接指導の流れ	71
リスク評価の手順	72
面接指導のポイント	74
長時間労働者への事後措置（ケーススタディ）	76
衛生委員会での報告	82

第4章　職場巡視

職場巡視の意義	88
職場巡視の目的	89
職場巡視のポイント①　作業および作業環境管理	90
職場巡視のポイント②　防災管理その他	96
巡視計画の立案と巡視前の確認事項	98
職場巡視のチェックシート	100
保護具、被服の準備	102
職場巡視の進め方	103
有害物取り扱い作業場の巡視	105
喫煙対策、メタボ対策	106
職場巡視の実際（ケーススタディ）	108
職場巡視を終えたら	112

第5章　メンタルヘルス面談

メンタルヘルス面談の種類	118
人事労務担当者との打ち合わせ事項	120
メンタルヘルス面談におけるコーチング技法	121
面談におけるコアスキル①「聴く」	123
面談におけるコアスキル②「質問する」	125
面談におけるコアスキル③「伝える」	126
メンタル不調者面談①　面談の目的	128

メンタル不調者面談②	メンタル症状のチェックポイント	129
メンタル不調者面談③	うつ病のスクリーニング	131
メンタル不調者面談④	メンタル不調者の業務軽減	133
メンタル不調者面談⑤	意見書の提出とフォローアップ	134
復職支援①	職場復帰の流れ	136
復職支援②	休職の判断と休職中のケア	138
復職支援③	復職判定の考え方	139
復職支援④	復職判定面談	141
復職支援⑤	復職支援プログラムとフォローアップ	144
ストレスチェック①	ストレスチェック制度の基礎知識	146
ストレスチェック②	ストレスチェックと健康診断の違い	147
ストレスチェック③	嘱託産業医が実施者になるときの注意点	148
ストレスチェック④	高ストレス者面接とは	151
ストレスチェック⑤	高ストレス者面接の手順	152

第6章 身体疾患の取り扱い

身体疾患を持つ従業員への対応		156
主治医との連携のとり方		158
就業配慮・就業制限の進め方		161
就業配慮が必要な身体疾患①	腰痛、腱鞘炎など整形外科疾患	163
就業配慮が必要な身体疾患②	コントロール不良の慢性疾患	165
就業配慮が必要な身体疾患③	睡眠時無呼吸症候群	168
就業配慮が必要な身体疾患④	がん	173
就業配慮が必要な身体疾患⑤	HIV 感染、AIDS	175
就業配慮が必要な身体疾患⑥	障害者	178
就業配慮が必要な身体状態	妊娠	179

※本書に掲載されている書式（Word 形式・PDF 形式）を一括ダウンロードできます。
　詳しくは巻末をご覧ください。

第1章

産業医に必要なソーシャル・スキル

第1章　産業医に必要なソーシャル・スキル

嘱託産業医の仕事はどうやって見つける？

　産業医の資格を取得し、いざ嘱託産業医の仕事を始めたいと思っても「契約先となる事業所をどこでどうやって見つけたらいいのか？」と頭を悩ます先生が多いと思います。
　産業医科大学出身者や、公衆衛生学教室に関係している医師でない限り、通常の臨床医は、産業医の求人情報とは縁遠い世界にいます。筆者の経験を交えて、いくつかの求職ルートとそのメリット・デメリットをご紹介しましょう。

産業医の紹介を請け負う業者を活用する

　産業医の紹介を請け負う業者が増えています。インターネットで「産業医・紹介」「産業医・募集」などと検索するといろいろな業者がヒットします。業者によって細かいところは違いますが、概ね次の3パターンに大別できます。

① 紹介のみ
② 紹介・派遣（公募形式）
③ 紹介・派遣（マッチング形式）

　ここでは上記のパターン別にメリットとデメリットを解説したいと思います。業者にアクセスする際の参考にしてください。

（1）リクルート業者が紹介のみ行う

　ドクターのリクルートをサポートする業者が、その非常勤業務紹介の一環として事業所（企業）の嘱託産業医求人案件を扱うパターンです。事業所との面接のセッティングは行ってくれますが、首尾よく契約がまとまったのちは関与が一切なくなることが多いです。契約は、医師と事業所との直接契約となります。

【筆者の経験からは…】
　リクルート業者経由の契約は、条件が事前に把握できる、過重労働やメンタル疾患発生数などを事前に確かめることができる、面接から契約までの調整を業者が行ってくれる、などのメリットがあります。
　おそらくほとんどの業者が、契約書を取り交わすまで面倒を見てくれるでしょう。報酬

や訪問日、就業内容の調整なども、業者が間に入ってくれるので交渉しやすいと思います。

デメリットとしては、契約後の具体的な業務サポートがない、契約後の報酬や業務内容の変更は自分で交渉しなくてはならない、契約後にトラブルになった場合、自分で処理しなければならない、といった点が挙げられます。

こうしたデメリットは、初心者の産業医にとっては不安になるところです。筆者の個人的意見としては、事業所と直接契約をするのは、産業医業務を一通り経験して自分の業務スタイルが確立してからの方が良いように思います。ただし、業者によっては産業医業務に詳しい担当者がいて、契約後もフォローしてくれるところもあるようですので、アフターフォローの内容をしっかりと確かめることをお勧めします。

(2) 事業所の産業保健活動をサポートする業者が紹介・派遣する

事業所の産業保健活動をサポートする業者が、自社に登録している産業医を事業所のニーズに合わせて紹介・派遣するパターンです。医師の派遣は法律で禁止されているため、正式には「派遣」ではなく、「業務委託」という形をとります。産業医は、業者と担当する事業所ごとに業務委託契約を交わし、産業医報酬は業者から支払われます。

まず業者のホームページなどから連絡をとり、産業医登録を行います。担当者と面談してから登録となるシステムの業者もあります。事業所から産業医の募集案件があると、登録している産業医に連絡が入ります。

【筆者の経験からは…】

業者が事業所との間に常に入ってくれるので、条件が事前に把握できる、過重労働やメンタル疾患発生数などを事前に確かめることができる、面接から契約までの調整を業者が行ってくれる、といったメリットがあります。

さらに契約後も、業務で困ったことがあれば相談できますし、報酬の授受や契約内容を変更したい場合は業者が間に入ってくれます。また、業者によっては、産業医活動に必要な書式類や資料を提供してくれるところもあり、非常に便利です。

デメリットは、業者が間に入るため、毎月手数料（いわゆる中抜き）が発生するということです。中抜きの額は産業医には知らされません。そのため良心的な業者を選ばないと、産業医に渡すより多い金額を中抜きしている業者もまれに存在するようです。

また業者によって、産業医を事業所に紹介する方法やその後のフォロー体制が全く違うので、その点もチェックが必要です。

筆者の経験から、その違いを大きく2つに分けて説明します。

【パターン1：公募形式】

事業所からの産業医求人案件があるたびに、登録している産業医に公募形式で求人情報

が流されます。求人にエントリーすると、業者は産業医の履歴書を事業所に渡し、事業所が書類選考を行って数名に候補を絞り込み、面接を経て最終決定されます。

　メリットとしては、産業医は多くの求人情報を得ることができます。デメリットとしては、初心者の産業医は書類選考で落とされることが多いので、人気のある好条件の案件ほど縁遠くなります。これは、事業所側が経験豊富な産業医を好むためです。やっと面接にこぎつけたとしても、複数の医師を企業の担当者が面接して選ぶために、忙しい仕事の合間を縫って時間と交通費をかけて面接に行っても落とされることがあります。

　筆者の個人的意見ですが、面接で落とされた場合は結構なストレスですし、産業医業務への意欲を削がれてしまいます。初心者の先生は、メリット・デメリットをよく確かめてから利用された方がよいでしょう。

【パターン２：マッチング形式】

　事業所側に産業医を選考させず、業者が案件に適していると判断した医師に「興味ありませんか？」と個別に声をかけてくれるシステムです。案件の内容を見て「働いてみたい」となった場合は、業者が企業の担当者との面接をセッティングしてくれます。双方がＯＫとなった場合は契約となります。

　求人案件の紹介数は、前述の公募形式の業者に比べると少なくなりますが、ある程度双方のニーズをマッチングしてから事業所に紹介してくれるため、面接に落ちることは滅多にありません。そのため医師にかかるストレスは少なくなります。

	メリット	デメリット
紹介のみ	◆条件を事前に把握できる ◆過重労働やメンタル疾患発生数などを事前に確かめることができる ◆面接から契約までの調整を業者が行ってくれる	◆契約後の業務サポートがない ◆契約後の報酬や業務内容の変更などは自分で交渉しなくてはならない ◆契約後にトラブルになった場合自分で処理しなければならない
紹介・派遣	◆契約後も業務で困ったことがあれば相談できる ◆報酬の授受や契約内容を変更したい場合は業者が間に入って交渉してくれる	◆手数料が発生する
公募	◆多くの求人情報が得られる	◆初心者は書類選考で落とされることが多い
マッチング	◆面接で落ちることは滅多にない	◆案件紹介数が少ない

医師が経営する会社や労働衛生コンサルタント事務所に所属する

　最近は医師が自ら産業医サービスの会社を起こしたり、労働衛生コンサルタントの資格を取得して事務所を開業するケースが増えています。やがて契約する事業所が増え、自分ひとりで手が回らなくなると、産業医を非常勤で雇い入れ、一部の事業所を担当させているところもあるようです。なかには長年の実績があり、複数の産業医や保健師を正社員として雇っている大手の会社もありますが、個人クリニックレベルの小さな事務所や、ベンチャー的な個人会社が多数を占めます。

　このパターンは、経営者である医師の方向性によって、待遇や業務の内容が大きく異なるということが最大のメリットであり、かつデメリットでもあります。

　良心的かつ産業医学に精通した医師が経営している場合は、優秀な指導医となってもらえるため、産業医としての業務スキルも飛躍的に向上します。

　一方で、非常に偏った産業医学の解釈を行い、営利を最優先した経営をしている医師もいるようです。このような会社に所属してしまうと、契約を解除されないために事業所側に偏った産業医業務を指導され、法的なリスクが高くなります。なかには事業所とは月15〜20万円といった高額で契約しているにもかかわらず、実務を担当する産業医には月5万円しか渡していないという会社もあるようです。

　理不尽な契約を防ぐためにも、経営者である医師の人柄や業界内の評判を可能な限りチェックしてから契約することをお勧めします。最低限、その会社の経営者が産業医の上級資格である労働衛生コンサルタントや日本産業衛生学会の指導医の資格を持っているかどうかは確かめた方が良いでしょう。

公衆衛生学教室、日本医師会などを通じて紹介してもらう

　上述のルート以外で、産業医の求人を見つける方法としては、地元の日本医師会や、自身が所属している大学の公衆衛生学教室に問い合わせる方法があります。

　日本医師会や公衆衛生学教室には、事業所からの産業医紹介の問い合わせが少なからずあるようです。

　日本医師会を通じての案件は、基本的に事業所との直接契約となるようですので、メリット・デメリットは、冒頭で述べたリクルート業者の場合に準じると思われます。ただし、事業所との面接や契約のフォローをどこまでしてくれるかは、地元医師会によって異なりますので、詳細は直接問い合わせてください。

　公衆衛生学教室を通じて産業医業務を紹介してもらった場合も、基本的に事業所との直接契約となるようです。公衆衛生学教室では産業医の経験のある先輩医師が多いため、業務についての相談に乗ってもらいやすいというメリットがあります。

第1章　産業医に必要なソーシャル・スキル

契約書の内容を確認する

　産業医活動をスタートするときは、事業所との間で契約書を結ぶことが必要です。直接契約の場合は、担当する事業所と契約書を取り交わします。前節で述べた「事業所の産業保健活動をサポートする業者が紹介・業務委託する」パターンや「医師が経営する会社や労働衛生コンサルタント事務所に所属する」パターンで産業医になる場合は、間に入る業者や会社・事務所と「業務委託契約書」を結ぶことが普通です。この場合、実際に業務を行う事業所ごとに契約書を結んでおくことが事後のトラブルを避ける上でも大切です。

　個人経営の小さな会社や事務所と契約するときほど、契約内容がアバウトになりがちですので、しっかり確かめておきましょう。筆者は以前、これらをきちんと確かめずに契約したため、契約後に通常の産業医業務では行わないような仕事を次々と上乗せされて対応に苦慮した経験があります。

　契約書を作成する上でのポイントを以下に列挙します。

業務を提供する対象事業所

　産業医契約は事業所ごとに結ぶことが基本です。拠点が1ヵ所しかない事業所では問題になりませんが、本社以外に支店や営業所を持つ事業所と契約する場合は、それらの支店や営業所への業務提供について取り決めをしておかなければなりません。

　支店や営業所の従業員が50名以上ならば、労基署に届け出る必要があり、独立した産業医契約が必要になってきます。しかし、従業員50名未満の小さな支店や営業所では、本社と契約した産業医が「支店や営業所の職員も同じ社員なので平等に面倒を見て欲しい」と頼まれることがしばしばあります。

　責任の所在があいまいにならないように、「支店や営業所の職員については、健康診断と面談業務は担当するが、巡視などの職場の安全衛生管理は行わない」「面談が発生した場合は、産業医が出張するのではなく本社で面談を行う」といった業務範囲の取り決めをしておく必要があります。

仕事の具体的内容

　産業医の職務は主に労働安全衛生法第13条、労働安全衛生規則第14条、15条に規定

されていますが、具体的な職務の内容までは述べられていません。そこで、産業医学振興財団が作成した「産業医活動のためのガイドライン」が、その内容を具体化したものとして活用されています。ガイドラインに示された「産業医の職務一覧表」を基本として、産業医は個々の事業所との契約によって職務内容を確定していきます。ガイドラインはこちらのURLからアクセスできますので、一度目を通しておくと良いでしょう。

http://www.zsisz.or.jp/images/pdf/syokumu.pdf

しかしながら、嘱託産業医の場合は活動の時間が限られていることから、専属産業医のようにきめ細やかな産業医業務の提供は必然的に難しくなります。法律に沿う形で、かつ時間内に全うできる内容で、あらかじめ事業所との間で「具体的に担う職務内容」を取り決めておくことが、のちのトラブル防止のためにも大切です。

嘱託産業医として契約する標準的な職務内容は次のとおりです。

① 職場巡視と指導
② 定期健康診断等の結果を確認し、健康管理区分を決定し、事後指導を行う
③ 健康相談・メンタルヘルス相談
④ 過重労働者に対する面接指導
⑤ 休職者・復職者に対する産業医面談
⑥ 安全衛生委員会への参加(不参加の月は議事録の確認と捺印)
⑦ 健康診断結果報告書・ストレスチェック報告書への署名、捺印
⑧ 意見書の作成、その他産業医として必要な業務
(⑨ ストレスチェック関連の業務を行う場合は、その業務内容)

なお、ストレスチェックの実施およびその後の面接指導等の業務については、厚労省が提示した「ストレスチェック制度関係Q&A」に次のように記されていることから、必ず契約しなければならないというものではありません。

―― 労働安全衛生規則第14条の規程は、産業医がストレスチェックや面接指導等の実施に直接従事することまでを求めているものではありません。衛生委員会に出席して意見を述べる、ストレスチェック制度の実施状況を確認するなど、何らかの形でストレスチェックや面接指導の実施に関与すべきことを定めたものです。ただし、事業場の状況を日頃から把握している産業医が、ストレスチェックや面接指導等の実施に直接従事することが望ましいと考えています。

報酬についての取り決め

　一般的な嘱託産業医業務は「月1回訪問、1回につき2～3時間業務」が基本的です。

　しかし、メンタルヘルス面談や過重労働者が多い事業所では、臨時の訪問を要望されたり、延長が発生したりすることがしばしばあります。さらに事業所の担当者によっては、メールや電話で頻繁に相談してくる場合もあります。

　そのため、基本的な業務の範囲について契約書に明記するとともに、臨時の業務への対応方法や報酬についても事前に確認しておく必要があります。

契約解除時のルール、トラブル発生時の責任の所在

　契約書には、契約解除時のルールもきちんと明記しておきましょう。

　何らかの都合で産業医契約を解除したいと思っても、いきなり「今月で辞めます」はあまりにも無責任です。事業所が後任の産業医を見つける期間を考えて、1～2ヵ月前に伝えるというルールにしておくと良いでしょう。逆に、事業者側が産業医との契約を解除したい場合も、このルールが適応されますので、産業医側も次の契約先を早く探し始めることができます。

　トラブル発生時の取り決めも大切です。筆者は特に、第6条「乙（産業医）が本契約に定める業務を遂行中に生じた、第三者に対する物的及び人的事故は、乙の故意または重大な過失による場合を除き、すべて甲（事業所）の責任において処理し、補償する」という文言を必ず入れてもらうことにしています。

　産業医が事業所と直接契約を結ぶ際の契約書の一例を提示します（書式1.1）。業者や個人会社に所属する場合の契約書は、これとは形式が異なる場合も多々ありますが、自身の身を守るためにも内容を読み比べて、法的に問題がないかどうか十分に検討してからサインするようにしてください。

書式
1.1

　労働安全衛生法第13条の定めにより、同法施行令第5条に該当する事業場の事業者○○○○と、産業医○○○○とは、産業医委嘱に関し、次のとおり契約を締結する。

産業医業務の委託に関する契約書

　株式会社○○○○（以下「甲」という）と○○○○（以下「乙」という）は、産業医業務に関して下記の契約を締結し、甲の従業員の労働安全衛生管理を適正且つ円滑に実施する。

（産業医委託）
　第 1 条　乙は、甲の依頼により甲に対し厚生労働省令で定める労働安全衛生法に規定される産業医業務を遂行するために必要な支援・協力業務を提供する。

　　　事業者名　株式会社○○○○
　　　事業場名　本社　　　（住所：　　　　　　　　　　　　　　　　）
　　　　　　　　○○営業所（住所：　　　　　　　　　　　　　　　　）
　　　　　　　　○○支店　（住所：　　　　　　　　　　　　　　　　）
　　　対象労働者数　約○○○名

（業務の内容）
　第 2 条　乙は甲の事業場において、厚生労働省令で定める労働安全衛生法に規定される産業医業務を遂行するために必要な支援・協力業務を提供する。支援・協力する業務内容は、次の通りとする。ただし○○営業所、○○支店における①および⑥の業務は行わないものとする。

　　　① 職場巡視と指導の業務
　　　② 定期健康診断等の結果を確認し、健康管理区分を決定し、事後指導を行う業務
　　　③ 健康相談・メンタルヘルス相談の業務
　　　④ 過重労働者に対する面接指導の業務
　　　⑤ 休職者・復職者に対する産業医面談業務
　　　⑥ 安全衛生委員会への参加（不参加の月は議事録の確認と捺印）
　　　⑦ 定期健康診断結果報告書への署名、捺印
　　　⑧ 意見書の作成その他産業医として必要な業務

1　産業医に必要なソーシャル・スキル【契約書の内容を確認する】

※**本書に掲載されている書式（Word形式・PDF形式）を一括ダウンロードできます。**
　詳しくは巻末をご覧ください。

(事業者の責務)

　第3条　甲は、乙の職務遂行に協力すると共に、乙の勧告指導を尊重し、必要な措置を速やかに講ずるものとする。

(報　酬)

　第4条　乙は産業医の職務を原則として毎月1回2時間遂行し、甲は基本委託手数料として月額〇〇〇〇〇円(消費税別)を乙へ支払う。但し延長が発生した場合、甲は乙に〇〇分あたり〇〇〇〇円を支払う。また臨時出勤の際は、1時間以内の業務の場合は〇〇〇〇円を支払う。1時間を超える場合は、〇〇分ごとに延長料金に従って支払う。メールおよび電話での相談は月〇回は無料とし、それ以上となった場合は1件につき〇〇〇円支払う。

(業務内容その他)

　第5条　甲は乙に対して研修業務や講演業務を依頼する場合は、甲乙協議のうえ、別途講師料金を乙に対して支払うものとする。

(災害時の補償)

　第6条　乙が本契約に定める業務を遂行中に生じた、第三者に対する物的及び人的事故は、乙の故意または重大な過失による場合を除き、すべて甲の責任において処理し、補償する。

　2．職務遂行のため事業場へ往復途上における事故についても、これに準ずるものとする。

(選任届・解任届)

　第7条　甲はこの契約により、乙を産業医に選任したときは、労働安全衛生規則による報告を速やかに地区労働基準監督署に届出る。

　2．この契約を解除又は破棄し、乙が産業医でなくなったときも同様とする。

(契約の有効期間)

　第8条　本契約の有効期限は、平成〇〇年〇月〇日から1ヵ年とする。但し、期間満了の30日前までに、甲・乙いずれかの異議の申出がない場合は、本契約を自動的に延長したものとする。

（暴力団等反社会的勢力の排除）

第9条　甲、乙ともに、本件契約時において、暴力団、暴力団員、その他反社会的勢力に該当しないことを表明し、かつ将来にわたっても該当しないことを確約する。

2．甲、乙ともに前項の該当性の判断のために調査を要すると判断した場合、その調査に協力し、これに必要と判断する資料を提出しなければならない。

第10条　甲、乙ともに、暴力団、暴力団員、その他反社会的勢力に属すると判明した場合、催告をすることなく、本件契約を解除することができる。

（契約の解除）

第11条　甲・乙いずれかの契約の破棄の申出がなされたときは、申出から〇ヵ月の期間をおいて、この契約を解除することができる。

（契約条項の改訂）

第12条　本契約の条項について、その内容を改訂する必要が生じた場合は、甲・乙双方協議し、その内容及び実施の時を定めるものとする。

（個人情報の保護）

第13条　甲および乙は、本業務を遂行中に知り得た甲の管理する秘密情報（個人情報及び健康相談の内容に限定しない）を第三者に開示、漏洩等してはならない。

2．本契約における秘密情報とは、単独では当該個人を特定できなくても、将来知り得る情報又は既に知り得た情報と組み合わせることにより、当該個人を特定できる情報を含む。

3．乙は、産業医業務の履行の目的以外に秘密情報を閲覧、利用してはならない。

4．乙は、秘密情報の紛失、不正な使用、破壊、改ざん及び漏洩を予防するために必要な対策を講ずる。

5．乙は、産業医業務が終了した場合、もしくは甲から指示があった場合には、甲の指示に基づき、再生不可能な形で秘密情報を消去し又は甲に返還する。

6．乙は、秘密情報に関して従業員その他の第三者との間で紛争が生じた場合には、当該紛争を処理解決し、また、それにより甲が被った損害を賠償する。ただし、当該紛争の発生が甲の指示に起因する等、甲の責に帰すべき事由に基づく場合には、乙は責任を負担しない。

※**本書に掲載されている書式（Word形式・PDF形式）を一括ダウンロードできます。**
　詳しくは巻末をご覧ください。

（協　議）

　第 14 条　本契約に定めのない事項又は、本契約について生じた疑義については、その都度、甲・乙協議のうえ、取り決めるものとする。

（第三者の仲介、斡旋）

　第 15 条　本契約に関し紛争が生じた場合には、〇〇地方裁判所又は〇〇簡易裁判所を第一審の専属的合意管轄裁判所とする。

　　　平成　　　　年　　　　月　　　　日

　　　　　　甲　　　　　　　　　　　　　　　　　　　　　　　印

　　　　　　乙　　　　　　　　　　　　　　　　　　　　　　　印

※本書に掲載されている書式（Word 形式・PDF 形式）を一括ダウンロードできます。詳しくは巻末をご覧ください。

第1章　産業医に必要なソーシャル・スキル

事業所、労働者との関係性を理解しておく

　産業医は、事業者の安全配慮義務（労働契約法第5条）を代行する役割を委嘱された立場にあります。そのため産業医は、労働者と事業所の間で中立を保たねばなりません。

　産業医が契約しているのはあくまでも事業所であり、面接や保健指導を行う労働者との間には、臨床現場における医師 - 患者関係のような直接契約関係はありません。

　臨床医をしながら嘱託産業医を行う際には、「労働者（社員）イコール患者」ではない、と意識を切り替えて臨む必要があります。

　産業医は自らの立ち位置を、次のように心得ておくべきです。

▍産業医は主治医になってはいけない

　産業医は、事業者と労働者の間で中立を保つために、患者の利益を守る立場である主治医になることは極力避けなければなりません。

　企業内診療所などにおいて産業医が簡単な投薬を行うケースもあるようですが、いくつかの判例からも、産業医が患者の本格的な主治医になることは立場上の齟齬をきたすため危険だといえるでしょう。

　たとえば、体調不良による欠勤が多いことから、事業者側は安全配慮義務の観点から休職して治してもらいたいと思っているのに、本人は「休職したくない」と言い張っている場合がよくあります。ここで主治医を兼ねていると、「休職したくない」と主張する労働者との板挟みになってしまいます。

　特に軽症のメンタル疾患や慢性疾患の場合は、主治医としては「本人が働きたいのであれば、体調の良い時は仕事に行った方がよい」と考えがちです。しかし、産業医としては、会社から「頻繁に欠勤する社員がいては他のスタッフに負担がかかるし、規律も乱れるので、休職してきちんと療養してほしい」という要望を受けることがしばしばです。こうした場合、産業医としては中立の立場で面接し、産業医学的に判断していかねばならないのですが、主治医の視点が入ってしまうとその中立性が保てなくなってしまいます。

　医師のコミュニケーションサイトで、「産業医になって、その会社の労働者を自分のクリニックに誘導すれば、売り上げも上がるので一挙両得だ」などという書き込みを目にしますが、そのような目的で嘱託産業医を引き受けるのは避けた方が良いと思います。

　また、自分の経営するクリニックや勤めている病院の外来に、対象労働者を呼んで面談するケースもあるようです。その場合も、「患者としての保険は適用しない」という明確な

区別をすべきですし、面談の所要時間、発生する費用などは事業所と相談してあらかじめ設定しておくなどの取り決めが必要です。

事業所の承認なしに、労働者と直接やりとりすることは避ける

　メンタル相談や健康相談の回数を重ねていると、その労働者から「会社に内緒で直接相談したいことがある」「メールアドレスを教えて欲しい」などと要望されることがあります。こうした要求には、基本的に応えない方がよいでしょう。

　なぜかというと、産業医が契約し報酬を得ている相手はあくまでも事業所であり、産業医は事業所の委嘱によってすべての業務を行わねばならないからです。

　「会社の承認なしに社員さんと接触することは禁じられているので、できません。産業医との面談は、すべて会社の担当者を通じて申し込んでください」とはっきりと断るようにしてください。

　たとえ事業者が事業所外での面談を承認していたとしても、労働者と接触する時間や方法については、会社・社員・産業医の３者間であらかじめ取り決めておく必要があります。さらに面談後は、実施した業務の概要を記した報告書を会社に提出しなければなりません。

事業所の担当者と良好な関係を保つ

　嘱託産業医として事業所と契約する場合、多くの事業所には企業内診療所のような部屋はないので、会議室で産業医業務を提供することになります。

　事業所を訪問した産業医を出迎え、その日に行う業務をアレンジしてくれる担当者は、通常、人事部や総務部に所属する衛生管理者です。小さな会社では代表取締役が自ら人事スタッフと同席するところもあります。大きめの企業では、保健師を人事部スタッフとして採用していることもあり、その場合は保健師が産業医業務の担当となることが多いです。

　こうした事業所の担当者とは、コミュニケーションをしっかりとって良好な関係を築いておくことが、スムーズな産業医業務を行う上で重要になります。

　医師の中にはときどき看護師などコメディカルに対して上司然とした尊大な態度をとる人が見受けられますが、事業所の担当者は産業医の業務をサポートする部下ではないことを肝に命じておいてください。

　事業所にとって、産業医は自社の衛生管理部門の一部業務を委託している、いわば「ビジネスパートナー」です。産業医にとって事業所は「クライアント」になります。担当者が自分より若くても、肩書が低くても、立場的に対等であると心して業務に臨みましょう。そして、医師であると同時にビジネスパートナーとして礼儀正しく、丁寧な物腰と態度を崩さないように心がけましょう。

第1章 産業医に必要なソーシャル・スキル

産業医に必要なビジネスマナー① 名刺交換

　何度も繰り返しますが、産業医は医療機関で診療する医師ではなく、会社の保健衛生部門の業務の一部を委託されている産業保健スタッフの一員です。

　そのため、ビジネスパーソンが常識として実践しているビジネスマナーは、最低限、身に付けておく必要があります。医療機関の中では世間一般のビジネスマナーを必要とされる機会が少ないためか、残念ながらマナー違反のドクターが散見されます。この機会にぜひ基本的なビジネスマナーはマスターしてください。

　まずは、ビジネスの基本中の基本である名刺交換からです。あらゆる新入社員は「いの一番」に正しい名刺の受け渡し方を教えられます。名刺はビジネスパーソンの「顔」というべき大切なツールですので、相手の名刺をおざなりに扱わないように細心の注意が必要です。

産業医になったら必ず名刺を用意する

　産業医を志したら、まず自分の名刺をつくりましょう。名刺には名前のほかに、勤務先の病院名や肩書き、勤務先の住所や電話番号、Eメールアドレスなどを記載します。

　名刺は「名刺入れ」に入れて持ち運ぶのがマナーです。たまに財布や定期入れ、購入時のケースに入れているドクターに出会いますが、これらはすべてマナー違反になります。相手から名刺をもらったときも、きちんと名刺入れにしまうのがマナーです。

　名刺入れは、上着のポケットやかばんに入れて持ち歩きましょう。ズボンのポケットに入れるのは失礼にあたるので気を付けてください。

名刺の受け渡し方

　産業医として入職する際には、人事や総務のスタッフと必ず名刺交換を行います。産業医活動の最初のあいさつとなる名刺交換は、相手に不快感を与えないためにもきっちりと基本をマスターしておきましょう。

名刺交換は基本的には立って行う

　入室してきた相手が立ったままで名刺を差し出したら、自分も必ず立ち上がり、向かい合って名刺交換してください。双方がすでに着席していて、相手が座ったままで名刺を差

し出してきた場合は、少し腰を浮かしぎみにして座位のまま受け取ってもかまいません。

また、テーブル越しに交換するのはできるだけ避けるべきです。できるだけ相手と直接向かい合う形で交換しましょう。

目下の人、あるいは訪問者が先に差し出す

名刺は「目下の人」あるいは「訪問者」が先に差し出すのがマナーです。ビジネスの世界では「お仕事をいただく」立場の人から先に名刺を差し出すのが通常です。

名刺を渡す相手が複数名いるときは、順番に注意しましょう。一番「目上の人」から名刺を渡しにいくのがマナーです。この場合も年齢に関係なく、部長、課長など役職が上の人が「目上の人」にあたります。

あいさつしながら両手で渡し、両手で受け取る

「産業医の〇〇〇〇です」などとあいさつしながら自分の名刺を差し出し、相手の名刺は「頂戴します」とか「頂きます」などと一言添えて受け取ります。

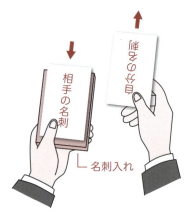

名刺入れを持ちながら名刺を受け渡しすることもよくあります。その場合は、名刺入れをお盆のように使って、相手の名刺を乗せるようにします。もし自分が渡すのと同時に相手が出した場合は、右手で渡して左手で受け取るとよいでしょう。

自分が名刺を持たずに相手の名刺のみを受け取る場合も、必ず両手で受け取り「頂戴します」などと一言添えます。

受け取ったらすぐにしまわない

しばらく名刺入れの上に置いて、テーブルの上に出しておくのがマナーです。複数の人から同時にもらった場合は、一番上司にあたる人の名刺を名刺入れの上に置き、その横に肩書き順に名刺を並べていきます。しばらく出しておくのは、相手の名前を覚えるという気持ちを表すためです。

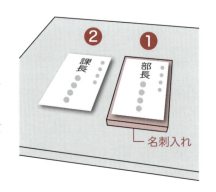

名刺を折ったり、メモを書き込んだりしない

名刺はビジネスパーソンの顔です。折るのはもってのほかです。また、相手の情報を目の前で書き込むのは失礼にあたりますので控えましょう。相手が帰ってから必要な情報を書き込んでおくのはOKです。

第1章 産業医に必要なソーシャル・スキル

産業医に必要なビジネスマナー②　メールの書き方

　産業医を始めると、事業所の担当者とメールで連絡を取り合うことが増えます。産業医業務で使用するメールは、れっきとしたビジネスメールです。最低限知っておきたいビジネスメールのマナーを記しますので参考にしてください。

件名

　忙しいビジネスパーソンは1日に何十通もメールを受け取ります。メール本文を開けなくても、差出人と用件の概略がわかるような件名にしておけば、対応漏れが防げます。
　たとえば、事業者に次の訪問日を変更したい旨を伝える場合、「訪問日について」よりも「〇月〇日訪問日の変更のお願い　産業医〇〇」の方が良い件名です。

1行目には相手の名前を書く

　「△△□□様」などと、1行目には必ず相手の名前を入れましょう。携帯メールに慣れている人は、抜けやすいので気を付けてください。

時候のあいさつは不要だが、一言添える

　ビジネスメールでは時候の挨拶は不要ですが、「お世話になり、ありがとうございます」「いつもお世話になっております」「お世話になります」などと、一言添えてから用件に入るのが慣習となっています。

用件は簡潔に、1メールに1つまで

　メールは、相手の状況によっては読み飛ばされてしまうこともあり得ます。相手に読んでもらうためには、簡潔で分かりやすい文章にして、1通のメールに用件は1つに留めることが理想です。いくつかの用件を伝えなければならないときは、用件ごとに1行開ける、番号を振るなどの工夫が必要です。

返事は一両日以内に

　送信者はメールが届いたかどうか確認できないために、返事はできるだけ早くが基本です。どうしても返事が遅れてしまう場合は、「メール拝受いたしましたが、少々取り込んでおりますので、正式なお返事は〇日後に改めて送らせていただきます」などと返信しておくのが親切です。

第1章　産業医に必要なソーシャル・スキル

産業医に必要なビジネスマナー③　身だしなみ

　嘱託産業医として訪問するときは、治療は行わないので、白衣やケーシーを着る必要は全くありません。専属産業医がいるような大手企業では診察室があり、用意された白衣を着用することもありますが、これはごくまれなケースです。ほとんどの嘱託産業医は、会社の会議室などで業務を行いますので、白衣は必要ありません（むしろ着ていると異様です）。

　そのため、産業医はビジネスパーソンとしての服装ルールを守って訪問することが求められます。最近、クールビズなどで社員の服装基準を緩和している事業所も増えていますが、産業医は「訪問する側」であり、「報酬をもらって事業所にサービスを提供する側」です。そのためラフ過ぎない、礼儀を守った服装や身だしなみを心がけましょう。

ふさわしくない服装

　ジーンズ、チノパン、ショートパンツ（バミューダも含む）、ミニスカート、タンクトップ、ノースリーブ、Tシャツ、生足、サンダル（パンプスは可）、スニーカー。

　これらは日本のオフィスでは禁止となっていることがほとんどです。ゲーム系IT企業などでは、社員が上記のようなラフな服装をしていることもありますが、産業医としての品格を保つためにも、これらは避けた方が無難です。

　夏季のクールビズ期間中、ポロシャツは可となっているオフィスが増えています。そのような事業所では、産業医もポロシャツとスラックスで訪問しても良いでしょう。ただし派手な柄の入っていないシンプルなものを選びましょう。

　工場や作業場などの巡視をする際は、女性はスカートやヒール靴は避け、パンツスタイルと平底の靴がよいでしょう。

クールビズ期間以外は、できるだけジャケットを羽織る

　上下そろいのスーツで毎回訪問する必要はありませんが、男性も女性もジャケットを一枚羽織るだけでかなりきちんとした印象を与えます。筆者はワンピースやブラウス＆スカートの上にジャケットを羽織るスタイルが多いです。

　ネクタイについては、訪問先の企業の服装基準に合わせるとよいでしょう。冬場でもノーネクタイの会社が増えています。

女性のアクセサリーは控えめがベストです。化粧や髪の色も、社会人としてふさわしい落ち着いた色がベストです。訪問する企業の女性社員の雰囲気をよく観察して、悪目立ちしないようにしましょう。訪問先の社員の服装がラフならば、それより一段階きちんとした服装を、訪問先の社員の服装がきちんとしたスーツならば、それと同じレベルの服装を、と心がけておけば失敗しません。

第1章　産業医に必要なソーシャル・スキル

その他のビジネスマナー

時間厳守を徹底する

　ビジネスの世界では時間厳守は鉄則です。必ず約束した時間に到着するようにしてください。やむを得ず遅刻する場合は、必ず訪問先の事業所に電話を入れて、「申し訳ありませんが、電車が遅れてしまい〇分ほど遅刻します」などと簡単な理由とお詫びを伝えます。ただし、こうした遅刻の電話もたまにならば許されますが、何度も重なると信用がなくなり契約の続行が難しくなります。

　診療の合間に産業医業務を入れている先生は、特に要注意です。医師の立場からは「急患や急変時は、患者対応が優先されるのが当然」と思いがちですが、企業の側は産業医業務をあくまでも「ビジネス契約」として捉えています。

　産業医が訪問する時間帯は、企業の担当者は忙しくてもスケジュールを確保して待っています。面談のスケジュールは社員と事前に調整し、その時間帯は社員は仕事を入れずに空けています。会議室は予約を入れてキープされています。

　ですから、産業医側もほぼ確実に時間が確保できるスケジュールを組んで臨みましょう。もしも度重なる変更が続くと印象が悪くなり、最悪の場合は契約解除ということになってしまいます。

柔和な笑顔、丁寧な態度と言葉を心がける

　年下のコメディカルスタッフには敬語を使わずに、「確認しておいて」「〇〇取ってきて」などと友達言葉で話すドクターが少なくありません。

　しかし、産業医業務では、相手が年下であろうが年上であろうが、対等の関係だと心がけることが大切です。かしこまった敬語を使う必要はありませんが、どんな場合も「〜です、〜ます」調の丁寧語を基本に話した方が良いでしょう。

　柔和な笑顔も、ビジネスマナーとして必須です。医師はただでさえ一般人からみると「威厳があってとっつきにくい」という先入観でとらえられがちですので、柔和な笑顔で接するように心がけてください。

　そのほか産業医として身に付けたいコミュニケーションの基本については、第5章で詳しく解説していますので参考にしてください。

第2章
健康診断チェックと事後措置

第2章　健康診断チェックと事後措置

健康診断と事後措置の流れ

　事業所は、従業員を安全に働かせる責任、安全配慮義務がありますが、そのためのデータ収集がこの健康診断です。ですから、全従業員に健康診断を受診してもらい、速やかにその結果を確認し、本人や職場にフィードバックすることが重要です。

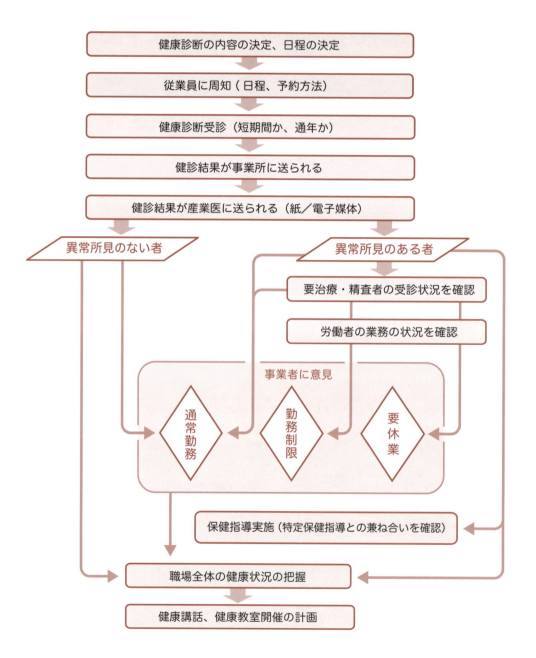

全職員に年1回行われている健康診断について、健康保険組合から人間ドックの補助が出る事業所もあります。そのため、健康診断を「福利厚生の1つ」と捉えている人も少なくありません。「健康診断を受けましょう」と人事労務担当者が促しても、「健診を受診するかしないかは各自の自由」と思っている従業員もいます。

しかし、健康診断は、その労働者を働かせていいかどうかのメディカルチェックの意味が含まれており、事業者にとってはリスク管理の1つです。「受診の努力義務」が労働安全衛生法に明記されていることを知らない従業員も多いので、ぜひ衛生委員会の場で、健康診断の種類や意義について説明し、受診率100％を目指してください。

この章では、健康診断の準備、健診結果の処理、二次健康診断、意見具申（事後措置）、保健指導について説明します。

健康診断実施前に行うこと

- ☐ 健康診断の意義について説明する
- ☐ 職場に適した健康診断が行われているか確認する
- ☐ 特殊健康診断が必要な有害業務や深夜業務が行われているか確認する
- ☐ 健康診断結果の取得方法を確認する（法定項目外の項目を含んでいるか、同意の取得）
- ☐ 健康診断結果の確認・処理の方法（電子媒体か？　紙か？）

健康診断実施後に行うこと

- ☐ 健康診断結果が到着次第、速やかに結果を確認する
- ☐ パニックレンジ内の者がいれば、至急対応する
- ☐ 二次健診対象者の確認
- ☐ 健康診断結果票に意見を記載
- ☐ 要治療・要精査者への受診勧告
- ☐ 判定保留者の再判定
- ☐ 事後措置が必要な者について、本人と面談後、人事労務担当者に意見具申する
- ☐ 労基署提出用の健康診断結果報告書に署名・押印する
- ☐ 全体的な健診結果を衛生委員会で報告、翌年度の健康診断について検討する
- ☐ 保健指導が必要な者に保健指導を行う

第2章　健康診断チェックと事後措置

実施前の確認事項

▎職場に適した健康診断が行われているか

　毎年1回は必ず健康診断が全職員に行われます。これは、事業所に健康診断を行う義務があるからです（労働安全衛生法第66条1項）。

　なかには年2回健康診断を行う方もいます。業務内容によっては、半年ごとに健康診断を行わせなければならないからです。

　ですから、健康診断を行う前に、職場の業務内容を確認し、どの健康診断が必要かをチェックしてください（表1）。人事労務担当者が「うちは毎年これをしていますから」と用意されたものを漠然と行っていると、思わぬ落とし穴がある場合もあります。

▎特殊健康診断が必要な有害業務や深夜業務が行われているか

　特殊健康診断のほとんどは有害業務ですので、担当者もしっかり把握している場合が多いのですが、意外と抜けが多いのが、深夜業に対する特定業務従事者健診です。

　筆者の経験ですが、某病院の産業医に就いた時に確認したところ、放射線技師に対し電離放射線健診は行われているものの、深夜業に対する特定業務従事者健診が行われていませんでした。特定業務従事者健診の対象となる深夜業は、平均して1ヵ月あたり4回深夜業務を行う者です。

　ここでいう「深夜業」は、労働基準法に定められている午後10時から午前5時までの勤務を言いますが、長さについては問われていません。たとえば看護師が3交代制で、①日勤8:30〜17:30、②準夜勤16:00〜0:30、③深夜勤0:00〜9:00というシフトの場合は、②の準夜勤と③の深夜勤が「深夜業務」に当たります。準夜勤もしくは深夜勤の合計が月4回入っていれば、特定業務従事者健診の対象者になり、半年ごとの健診が必要になります。

　なお、妊婦の深夜業務は、本人からの申し出があれば免除しなければなりません。ある病院で、師長も妊婦の看護師自身も「準夜勤は深夜業務ではない」と勘違いし、深夜勤シフトのみ免除とし、準夜勤のシフトを続けていた例がありました。

　18歳未満の者を午後10時以降働かせてはいけないことと同じで、午後10時を30分でも超過している場合は、深夜業としてカウントしてください。遅出が22：30までのシフトであれば、それは深夜業務となりますので、ご注意ください。

表1：事業所で行われる健康診断の種類　(平成14年4月5日基発第0405001号)

		種類	対象	法律	実施時期
法令によるもの（義務）	一般健康診断	雇入時の健康診断	すべての労働者	労働安全衛生規則第43条	雇入れ時
		定期健康診断	すべての労働者	労働安全衛生規則第44条	1年以内ごとに
		特定業務従事者の健康診断	労働安全衛生規則第13条第1項第2号に掲げる業務従事者	労働安全衛生規則第45条	6ヵ月以内ごと
		海外派遣労働者の健康診断	海外に6ヵ月以上派遣する労働者	労働安全衛生規則第45条の2	派遣する際、帰国後
		給食従業員の検便	給食業務に従事する労働者	労働安全衛生規則第47条	雇入れ時、配置換え時
	特殊健康診断	有機溶剤健康診断	屋内作業等での有機溶剤業務従事者	有機則第29条	6ヵ月以内ごと
		鉛健康診断	鉛業務従事者	鉛則第53条	6ヵ月以内ごと
		四アルキル鉛健康診断	四アルキル鉛業務従事者	四アルキル鉛則第22条	6ヵ月以内ごと
		特定化学物質健康診断	特定化学物質業務従事者	特化則第39条	6ヵ月以内ごと
		高気圧業務健康診断	高圧室内、潜水業務従事者	高圧則第38条	6ヵ月以内ごと
		電離放射線健康診断	放射線業務従事者	電離則第56条	6ヵ月以内ごと
		除染健康診断	除染等業務従事者	除染則第20条	6ヵ月以内ごと
		石綿健康診断	石綿等の取り扱い従事者	石綿則第40条	6ヵ月以内ごと
	じん肺健診	じん肺健康診断	粉じん作業従事者	じん肺法第3条、第7～10条	6ヵ月以内ごと
	歯科医師による健診	歯科健康診断	歯などに有害なガス、蒸気、粉じんを発散する場所の業務従事者	安衛則第48条	6ヵ月以内ごと
努力義務	行政指導による健診	VDT作業健康診断	VDT作業従事者	平成14年4月5日基発第0405001号	1年以内ごと
		騒音健康診断	騒音レベルが85dB以上の作業従事者	平成14年10月1日基発第546号	6ヵ月以内ごと
		腰痛健康診断	重量物取り扱い作業、介護作業従事者	平成6年9月6日基発第547号	6ヵ月以内ごと

健診結果の収集方法（法定外項目を含んでいるか、同意の取得）

　健康診断実施後は、全従業員の健診結果を産業医が確認することになりますが、その結果の収集方法についても、前もって人事労務担当者に確認しておきましょう。法定項目については健康診断結果票として健康診断業者から事業所に渡されますが、それ以外の項目は個人情報になるため、本人の同意を得なければ事業者には渡されません。結果の収集方法、法定外項目の有無、同意の取り方などについて確認してください。

　人間ドックを定期健康診断として代用している場合、人間ドックの結果票は個人に送られるのみで、事業所には送られません。どのように結果を集めればいいでしょうか。

　このような場合は、事業所は産業医の意見をもとに業務に就かせていいかどうかのメディカルチェックを行う必要があることを説明し、各自が人間ドックの結果票をコピーして、衛生管理者や産業看護職など担当者に提出してもらう方法があります。人間ドックの内容には法定外項目も含まれていますので、それらを事業者に提出することを拒む場合は、該当部分を黒く塗りつぶして提出してもらっても結構です。

　人間ドックの結果に、特定健康診査の結果が同封されている場合があり、こちらを事業所に提出する人もいますが、特定健康診査は定期健康診断の法定項目すべてを含んでいませんので、ご注意ください（表3）。

　結果票のコピーは、担当者が施錠できる場所に保管してもらってください。

健診結果の処理

　健康診断の結果票は、本人には紙媒体で渡されることがほとんどですが、事業所では電子媒体で保管している場合もあります。産業医が健診結果を処理する際、結果票が電子媒体なのか紙媒体なのかを、あらかじめ確認しておきましょう。

　また、産業医が健診結果の処理作業を事業所内で行うのか、産業医の自宅に送られるのか、自宅に送られる場合は個人情報保護の観点から問題ないかについても、人事労務担当者に確認してください。

　健診結果を電子媒体で保管しており、その処理を自宅で行う場合は、USBメモリをゆうパック等で郵送してもらう方法や、ファイル転送サービスで送信してもらう方法があります。USBメモリで送ってもらう場合には必ずパスワードを設置し、別途メールでパスワードを送信してもらうといいでしょう。なお、自宅に送られる場合は、健診結果の処理を業務時間外に行うことになりますので、産業医契約にも関わってきます。

表2：全員に行われる健康診断の種類

	対象	法律	実施者
定期健康診断	すべての労働者	労働安全衛生法第66条	事業者
特定健康診査	40〜74歳の健保加入者	高齢者の医療の確保に関する法律第18条、国民健康保険法第82条	健康保険組合
人間ドック	希望者（特に定めなし）	特になし	特になし（健保や事業所で福利厚生の一環として補助を出している場合あり）

表3：定期健康診断と特定健康診査の項目

	定期健康診断	特定健康診査
問診	既往歴、業務歴、喫煙歴、服薬歴	既往歴
自覚・他覚症状の有無	●	●
身長、体重、腹囲	●	●
視力、聴力	●	
胸部エックス線検査	●	
（喀痰検査）	●	
血圧	●	●
赤血球数、血色素	●	
AST、ALT、γ-GTP	●	●
中性脂肪、HDLおよびLDLコレステロール	●	●
空腹時血糖値、HbA1c	●	●
尿糖、尿蛋白	●	●
心電図検査	●	

第2章　健康診断チェックと事後措置

結果の確認作業と二次健診対象者の選定

健康診断が終わったら、速やかに結果の確認作業を行う

　健診結果が産業医の自宅に送られてくる場合は、担当者と前もって返送の期限を決めておくといいでしょう。結果の確認作業を自宅で行う場合、速やかに処理ができ、産業医訪問時に面談が必要な従業員の日程調整ができるメリットがあります。

　一方、作業を事業場で行う場合は、直近の当該職員の勤務状況や周囲からみた体調について担当者からヒアリングできるというメリットがあります。

パニックレンジ内の者がいれば、至急対応する

　健康診断結果の判定は、健康診断の実施機関において基準値を設定しているため、判定基準が異なります。パニック値の範囲についても異なりますが、いずれにしても至急対応が必要な従業員がいる場合には、担当者からメールなどで受診状況やその結果について連絡をもらい対応してください。

二次健康診断の対象者を選定する

　労災保険の1つとして、「二次健康診断等給付」があります。これは、過労死等の原因となる脳血管・心臓疾患の予防を図るために施行された制度です。事業所負担・自己負担金がなく、検査および保健指導が現物支給される仕組みです。

　いわゆる「再検査」と「二次健康診断等給付」は混乱しがちですので、知識の整理が必要です。直近の定期健康診断の結果に基づき、二次健康診断等給付として**二次健康診断**と**特定保健指導**の給付がなされます。

二次健康診断の給付対象

　二次健康診断等給付は、一次健康診断の結果において、次の4つのすべての検査について異常があると診断された場合に受けることができます。ただし、労災保険制度に特別加入している者、およびすでに脳血管疾患または心臓疾患の症状を有している者、定期健康診断から3ヵ月以上経過している場合は除きます。

検査項目	検査値
1. 血圧	収縮期血圧：130mmHg 以上 または 拡張期血圧：85mmHg 以上
2. 血中脂質	LDL コレステロール：140mg/dL 以上 または HDL コレステロール：40mg/dL 未満 または 中性脂肪：150mg/dL 以上
3. 血糖	空腹時血糖：100mg/dL 以上 または HbA1c：5.6％以上
4. 肥満度	BMI：25 以上 または 腹囲：男性 85cm 以上／女性 90cm 以上

　また、上記4項目において「異常なし」と診断されても、事業所の産業医が異常所見を認めると判断した場合は給付の対象になります。ですから、健診結果の確認を行う際に、二次健康診断等給付の対象者か否かチェックすることが産業医の業務です。個人結果票が電子媒体の場合は、エクセルデータでソートをかけると、チェックが楽に行えます。

1. 二次健康診断

　二次健康診断として、以下の検査が受けられます。

- 空腹時血中脂質
- 空腹時血糖値
- ヘモグロビン A1c（一次健康診断において行った場合は除く）
- 負荷心電図または胸部超音波検査（心エコー検査）
- 頸部超音波検査（頸部エコー検査）
- 微量アルブミン尿（一次健康診断において尿蛋白検査の所見が疑陽性（±）または弱陽性（＋）の場合に限る）

2. 特定保健指導

　二次健康診断1回につき1回、以下の指導を受けることができます。

- 栄養指導
- 運動指導
- 生活指導

ただし、二次健康診断の結果、脳血管疾患または心臓疾患の症状を有していると診断された場合は除きます。

二次健康診断の給付手続き

二次健康診断および特定保健指導を受診する場合には、受診対象者が「**二次健康診断等給付請求書**」（**書式 2.1**）を作成し、提出することになります。

用紙の裏面に、産業医が署名・押印する箇所があります。これは、定期健康診断で異常所見がなかった者でも、産業医が「異常所見がある」と判断し、二次健康診断を受ける場合に記入する欄です。異常所見項目に〇印をつけ、署名・押印してください。

書式 2.1

様式第16号の10の2（表面）　労働者災害補償保険

二次健康診断等給付請求書

裏面に記載してある注意事項をよく読んだ上で、記入してください。

標準字体
0	5	ア	カ	サ	タ	ナ	ハ	マ	ヤ	ラ	ワ
1	6	イ	キ	シ	チ	ニ	ヒ	ミ		リ	ン
2	7	ウ	ク	ス	ツ	ヌ	フ	ム	ユ	ル	゛
3	8	エ	ケ	セ	テ	ネ	ヘ	メ		レ	゜
4	9	オ	コ	ソ	ト	ノ	ホ	モ	ヨ	ロ	ー

帳票種別 ※ **38530**　①管轄局　②帳票区分（無 新規1／移行）　③保留 **1**　④受付年月日（1～9年は右／1～9月は右／1～9日は右）

⑤労働保険番号（府県／所掌／管轄／基幹番号／枝番号）　⑥処理区分※　⑦支給・不支給決定年月日　⑧特例コード（1 3か月超／3 産業医等／5 1及び3）

⑨性別（1男／3女）　⑩労働者の生年月日（1大正／3昭和／5平成／7令和）　⑪一次健康診断受診年月日　7平成　⑫二次健康診断受診年月日　7平成
（1～9年は右／1～9月は右／1～9日は右）

⑬労働者の　シメイ（カタカナ）：姓と名の間は1文字あけて記入してください。濁点・半濁点は1文字として記入してください。

　氏　名　（　　歳）
　フリガナ
　住　所
　　　　　　　　　　　　　　　　　　　　　　　　　　㉒郵便番号 □□□-□□□□

一次健康診断結果欄

一次健康診断（直近の定期健康診断等）における以下の検査結果について記入してください。
（以下の⑭、⑮、⑰及び⑱の異常所見について、すべて「有」の方が二次健康診断等給付を受給することができます。）

⑭血圧の測定における異常所見（高い場合に限る。）　1 有／3 無

⑮血中脂質検査における異常所見（高い場合に限る。ただし、HDLコレステロールについては、低い場合に限る。）　1 有／3 無

血糖検査
⑯検査方法（1 血糖値検査／3 ヘモグロビンA₁c検査）
⑰異常所見（高い場合に限る。）　1 有／3 無

⑱腹囲又はBMI（肥満度）の測定における異常所見（高い場合に限る。）　1 有／3 無

⑲尿蛋白検査についての所見　1 −／3 ±／5 +／7 ++／9 +++

⑳脳又は心臓疾患について療養を行っているなど、当該疾患の症状の有無　1 有／3 無

二次健康診断等実施機関の
　名　称　　　　　　　　　　　　　　　　　　電話（　　）　−
　所在地　　　　　　　　　　　　　　　　　　〒　　−

㉑の期日が⑪の期日から3か月を超えている場合、その理由について、該当するものを○で囲んでください。
　イ　天災地変により請求を行うことができなかった。　　ハ　その他（理由：　　　　　）
　ロ　医療機関の都合等により、一次健康診断の結果の通知が著しく遅れた。

事業主証明欄

⑬の者について、⑪の期日が一次健康診断の実施日であること及び添付された書類が⑪の期日における一次健康診断の結果であることを証明します。
　　　　　　　　　　　　　　　　　　　　　　　　　　　　　　　　　年　　月　　日
　事業の名称　　　　　　　　　　　　　　　　　電話（　　）　−
　事業場の所在地　　　　　　　　　　　　　　　〒　　−
　事業主の氏名　　　　　　　　　　　　　　　　　　　　　　　　　　　　印
　（法人その他の団体であるときはその名称及び代表者の氏名）　（記名押印又は署名）
　労働者の所属事業場の名称・所在地　　　　　　電話（　　）　−

上記により二次健康診断等給付を請求します。
　　　　　　　労働局長　殿　　　　　　　　　　㉑請求年月日　7平成
　　　　　　　　　　　　　　　　　　　　　　　（1～9年は右／1～9月は右／1～9日は右）
　　病院経由／診療所
　　　　　　　請求人の　住所　〒　−　　　　　電話（　　）　−
　　　　　　　　　　　　氏名　　　　　　　　　　　　　　　　　　印
　　　　　　　　　　　　　　　　　　　　　　　　　　　　（記名押印又は署名）

	局長	部長	課長		調査年月日	・　・
支給／不支給 決定決議書					復命書番号	第　　号
					決定年月日	
					不支給理由	

※印の欄は記入しないでください。（職員が記入します。）

◎裏面の注意事項を読んでから記入してください。折り曲げる場合には（▶）の所を谷に折りさらに2つ折りにしてください。

（この欄は記入しないでください。）

【結果の確認作業と二次健診対象者の選定】健康診断チェックと事後措置

※本書に掲載されている書式（Word形式・PDF形式）を一括ダウンロードできます。詳しくは巻末をご覧ください。

様式第16号の10の2（裏面）

一次健康診断を行った医師が異常の所見がないと診断した項目について、産業医等が異常の所見があると診断した場合、当該産業医等が新たに異常の所見があると診断した項目について、該当するものを○で囲んでください。

　　イ　血圧

　　ロ　血中脂質

　　ハ　血糖値

　　ニ　腹囲又はＢＭＩ（肥満度）

異常の所見があると診断した産業医等の氏名	印 （記名押印又は署名）

〔注意〕

1 　　　　　で表示された枠（以下「記入枠」という。）に記入する文字は、光学式文字読取装置（ＯＣＲ）で直接読取りを行うので、汚したり、穴をあけたり、必要以上に強く折り曲げたり、のりづけしたりしないでください。

2 　記載すべき事項のない欄又は記入枠は空欄のままとし、事項を選択する場合には該当事項を○で囲み（⑨及び⑭から⑳までの事項並びに⑩、⑪、⑫及び㉑の元号については、該当番号を記入枠に記入すること。）、※印のついた記入欄には記入しないでください。

3 　記入枠の部分は、必ず黒のボールペンを使用し、様式表面右上に記載された「標準字体」にならって、枠からはみ出さないように大きめのカタカナ及びアラビア数字で明瞭に記入してください。

4 　「一次健康診断」とは、直近の定期健康診断等（労働安全衛生法第６６条第１項の規定による健康診断又は当該健康診断に係る同条第５項ただし書の規定による健康診断のうち、直近のもの）をいいます。

5 　⑫は、実際に二次健康診断を受診した日（複数日に分けて受診した場合は最初に受診した日）を、また、㉑は、二次健康診断等給付を請求した日（二次健康診断等を医療機関に申し込んだ日）をそれぞれ記入してください。

6 　⑭から⑳までの事項を証明することができる一次健康診断の結果を添えてください。

7 　「二次健康診断等実施機関の名称及び所在地」の欄については、実際に二次健康診断等を受診した医療機関の名称及び所在地を記載してください（胸部超音波検査（心エコー検査）又は頸部超音波検査（頸部エコー検査）を別の医療機関で行った場合、当該医療機関については記載する必要はありません。）。

8 　「事業主の氏名」の欄及び「請求人の氏名」の欄は、記名押印することに代えて、自筆による署名をすることができます。

9 　「労働者の所属事業場の名称・所在地」の欄については、労働者が直接所属する事業場が一括適用の取扱いを受けている場合に、労働者が直接所属する支店、工事現場等を記載してください。

10 　「産業医等」とは、労働安全衛生法第13条に基づき当該労働者が所属する事業場に選任されている産業医や同法第13条の2に規定する労働者の健康管理等を行うのに必要な医学に関する知識を有する医師（地域産業保健センターの医師、小規模事業場が共同選任した産業医の要件を備えた医師等）をいいます。

表面の記入枠を訂正したときの訂正印欄	削字　印 加字	社会保険労務士記載欄	作成年月日・提出代行者・事務代理者の表示	氏　　名	電　話　番　号
				印	（　　）－

http://www.mhlw.go.jp/bunya/roudoukijun/rousaihoken06/dl/yoshiki16-10-2.pdf

第2章　健康診断チェックと事後措置

健康診断結果票に意見を記載する

健診結果を確認したら、「通常勤務」「就業制限」「要休業」等の意見を記載します。
意見の記載の仕方には、特に法令で決まったものはありません。

① 健康診断個人票の法令書式（書式2.2）を使用している場合：
　　「意見欄」がありますので、そちらに記載する方法があります。

② 健康診断実施機関もしくは健康保険組合のフォーマットを使用している場合：
　　結果票に判定コード（A、B、C等）を直接記載する方法や、判定コードのゴム印を作り、結果票に押印・丸つけをする方法があります。判定日がわかるように、日付付きのゴム印を押印するといいでしょう。

判定コード		
A	通常勤務可	
B	通常勤務可（要自己管理・要治療継続）	
C	判定保留（要医療機関受診）	
D	要就業制限	
E	要休業	

```
　　　　　　　　　　　　　　年　月　日
通常勤務　要自己管理・要治療継続
就業制限　労働時間の短縮・出張の制限
　　　　　時間外労働の制限・労働負荷の制限
　　　　　作業の転換・深夜業の回数の制限
　　　　　昼間勤務への転換・その他
要 休 業（　　　　　　　　　　　　）
　　　　　　　　産業医　勝木美佐子　印
```

③ 健診結果票が電子媒体の場合：
　　異常所見のある者や、通常勤務以外の者のリストシートを作成します。シートにも、判定した日を記載してください。

	A	B	C	D	E	F
1	氏名	健診実施日	判定日	所見	事後措置	期間
2	○○	2017.6.3	2017.7.21	高血圧	運転業務制限	血圧コントロールがつくまで
3						
4						
5						
6						
7						

労基署が臨検（予告なしで事業場に立ち入り調査すること）に来た場合は、必ずこの健康診断の結果の事後措置状況を確認します。産業医が健診結果を確認した証拠として提出するため、紙媒体の結果票には意見を記載し押印する、電子媒体の場合はログで確認ができるようにするなど、必ず記録を残すようにしてください。

様式第5号（第51条関係）（2）（表面）

健 康 診 断 個 人 票

氏　　　名			生年月日	年　月　日	雇入年月日		年　月　日	
			性　別	男　・　女				
健　診　年　月　日			年　月　日	年　月　日	年　月　日	年　月　日	年　月　日	
年　　　　齢			歳	歳	歳	歳	歳	
他の法定特殊健康診断の名称								
業　　務　　歴								
既　　往　　歴								
自　覚　症　状								
他　覚　症　状								
身　　長　（ｃｍ）								
体　　重　（ｋｇ）								
Ｂ　　Ｍ　　Ｉ								
腹　　囲　（ｃｍ）								
視　力	右		（　　）	（　　）	（　　）	（　　）	（　　）	
	左		（　　）	（　　）	（　　）	（　　）	（　　）	
聴　力	右	1000Hz	1所見なし　2所見あり	1所見なし　2所見あり	1所見なし　2所見あり	1所見なし　2所見あり	1所見なし　2所見あり	
		4000Hz	1所見なし　2所見あり	1所見なし　2所見あり	1所見なし　2所見あり	1所見なし　2所見あり	1所見なし　2所見あり	
	左	1000Hz	1所見なし　2所見あり	1所見なし　2所見あり	1所見なし　2所見あり	1所見なし　2所見あり	1所見なし　2所見あり	
		4000Hz	1所見なし　2所見あり	1所見なし　2所見あり	1所見なし　2所見あり	1所見なし　2所見あり	1所見なし　2所見あり	
	検査方法		1オージオ　2その他	1オージオ　2その他	1オージオ　2その他	1オージオ　2その他	1オージオ　2その他	
胸部エックス線検査			直接　　間接　　年　月　日	直接　　間接　　年　月　日	直接　　間接　　年　月　日	直接　　間接　　年　月　日	直接　　間接　　年　月　日	
フ　ィ　ル　ム　番　号			No.	No.	No.	No.	No.	
喀　痰　検　査								
血　　圧（mmHg）								
貧血検査	血色素量（g／dl）							
	赤血球数（万／mm³）							
肝機能検査	ＧＯＴ（ＩＵ／l）							
	ＧＰＴ（ＩＵ／l）							
	γ－ＧＴＰ（ＩＵ／l）							
血中脂質検査	LDLコレステロール(mg/dl)							
	HDLコレステロール(mg/dl)							
	トリグリセライド(mg/dl)							
血糖検査（ｍｇ／ｄｌ）								
尿検査	糖		－　＋　＋＋　＋＋＋	－　＋　＋＋　＋＋＋	－　＋　＋＋　＋＋＋	－　＋　＋＋　＋＋＋	－　＋　＋＋　＋＋＋	
	蛋白		－　＋　＋＋　＋＋＋	－　＋　＋＋　＋＋＋	－　＋　＋＋　＋＋＋	－　＋　＋＋　＋＋＋	－　＋　＋＋　＋＋＋	
心　電　図　検　査								

様式第5号(第51条関係)(2)(裏面)

健 診 年 月 日	年　月　日	年　月　日	年　月　日	年　月　日	年　月　日
そ の 他 の 法 定 検 査					
そ の 他 の 検 査					
医 師 の 診 断					
健康診断を実施した 医 師 の 氏 名 印					
医 師 の 意 見	通常勤務				
意見を述べた医師の氏名印	勝木美佐子㊞				
歯科医師による健康診断					
歯科医師による健康診断を 実施した歯科医師の氏名 印					
歯 科 医 師 の 意 見					
意 見 を 述 べ た 歯 科 医 師 の 氏 名 印					
備 考					

備考
1 労働安全衛生規則第44条、第45条若しくは第47条若しくは第48条までの健康診断、労働安全衛生法第66条第4項の健康診断(雇入時の健康診断を除く。)又は同法第66条の2の健康診断を行ったときに用いること。

2 「他の法定特殊健康診断の名称」の欄には、当該労働者が特定の業務に就いていることにより行うことになっている法定の健康診断がある場合に、次の番号を記入すること。

　　(1. 有機溶剤　　2. 鉛　　3. 四アルキル鉛　　4. 特定化学物質　　5. 高気圧作業　　6. 電離放射線　　7. 石綿　　8. じん肺)

3 ＢＭＩは、次の算式により算出すること。

$$BMI = \frac{体重(kg)}{身長(m)^2}$$

4 「視力」の欄は、矯正していない場合は( )外に、矯正している場合は( )内に記入すること。

5 「聴力」の欄の検査方法については、オージオメーターによる場合は1に、オージオメーター以外による場合は2に丸印をつけること。なお、労働安全衛生規則第44条第5項の規定により医師が適当と認める方法により行った聴力の検査については、1000ヘルツ及び4000ヘルツの区分をせずに所見の有無を1000ヘルツの所に記入すること。

6 「その他の法定検査」の欄は、労働安全衛生規則第47条の健康診断及び労働安全衛生法第66条第4項の規定により都道府県労働基準局長の指示を受けて行った健康診断のうち、それぞれの該当欄以外の項目についての結果を記入すること。

7 「医師の診断」の欄は、異常なし、要精密検査、要治療等の医師の診断を記入すること。

8 「医師の意見」の欄は、健康診断の結果、異常の所見があると診断された場合に、就業上の措置について医師の意見を記入すること。

9 「歯科医師による健康診断」の欄は、労働安全衛生規則第48条の健康診断を実施した場合に記入すること。

10 「歯科医師の意見」の欄は、歯科医師による健康診断の結果、異常の所見があると診断された場合に、就業上の措置について歯科医師の意見を記入すること。

※本書に掲載されている書式(Word形式・PDF形式)を一括ダウンロードできます。
　詳しくは巻末をご覧ください。

第2章　健康診断チェックと事後措置

要治療・要精査者への受診勧告

　健康診断の結果の確認作業とは、異常所見があった者に対し、その従業員をいつも通り働かせていいのか、就業制限すべきなのか、休ませるべきなのか、事業者に意見を具申する作業です。健康診断の結果などに鑑み、従業員の今後の就労環境や就労条件を調整するこの一連の作業を「**事後措置**」といいます。

　健康診断実施医療機関の医師は「異常なし」「要再検」「要治療」と診断（医学判定）をしますが、産業医は「通常勤務」「要就業制限」「要休業」と意見（就業判定）を事業者に具申します。

①「異常なし」と診断された者については、「通常勤務」とします。

②「要経過観察」の指示があった者については、「**通常勤務（要自己管理）**」で問題ないでしょう。「治療継続」の指示があった者で、当該項目がコントロールされている者については「**通常勤務（要治療継続）**」とします。

③「要治療」「要精密検査」の指示があった者については、一度医療機関を受診していただき、治療状況や検査結果を踏まえて、意見を述べることになります。また、「治療継続」の指示があった者で、当該項目のコントロール不良の者についても、主治医に治療状況を確認します。

　③の場合、事後措置を行うためには早急に医療機関を受診していただく必要があります。受診を勧めるための書式の例を示しました。

　医療機関を受診して欲しい従業員へ、担当者から本人あてのお知らせ（**書式2.3**）とともに、医療機関あての**診療情報提供書**（**書式2.4**）を渡し、返信を提出してもらいます。この方法は、本人への受診勧告になるだけではなく、主治医からの返信が貴重な判断材料になります。

書式 2.3

平成　　年　　月　　日

定期健康診断の結果について

　定期健康診断を受診いただき、お疲れ様でした。
　産業医による確認の結果、医療機関の受診が必要と判断いたしましたので、お知らせします。

必ず健康診断の結果をお持ちになって、医療機関を受診してください。

　受診の際は、同封の**「診療情報提供書」**を医師に提出し記入していただき、下記担当者（人事部○○）まで提出してください。
　すでに医師の診察を受け、治療が終了し、今後医師に会う機会が無い場合は、その旨を記載して提出してください。
　「診療情報提供書」の提出期限は　　年　　月　　日とさせて頂きます。
　ご協力の程よろしくお願いいたします。

　ご質問等がございましたら、下記担当者までご連絡ください。

会社名　　　　　　　　　　　　　
住　所　　　　　　　　　　　　　
部署名　　　　　　　　　　　　　
担当者名　　　　　　　　　　　　
電話番号　　　　　　　　　　　　

※**本書に掲載されている書式（Word形式・PDF形式）を一括ダウンロードできます。**
　詳しくは巻末をご覧ください。

部署名（　　　　　　）　氏名＿＿＿＿＿＿＿＿＿＿＿＿　様

診 療 情 報 提 供 書

　　　　　　　　　　　　　　　　　　会社名　○○○○○○
　　　　　　　　　　　　　　　　　　〒000-0000　東京都○○区○○○○
　　　　　　　　　　　　　　　　　　産業医　　○○○○　　　㊞

　弊社社員についてご紹介申し上げます。
　今回の定期健康診断において、要受診（要精査・要治療）の診断を受けました。つきましては貴院にてご高診いただき、勤務に支障を来たさぬよう健康管理をしていきたいと思います。
　ご多忙のところお手数をおかけし恐縮ではございますが、下記に記載のうえ本人にお渡しいただけると幸いです。
　今後も弊社の健康管理にご理解・ご尽力いただけますようお願い申し上げます。

（社員本人の署名欄）
　　　　下記の受診内容について、産業医に情報を提供することを承諾します。

　　　　　　　　　署名：＿＿＿＿＿＿＿＿＿＿＿＿＿＿＿＿＿＿

・・・・・・・・・・・・・・・（コピーを会社に提出して下さい）・・・・・・・・・・・・・・・

　弊社社員名：＿＿＿＿＿＿＿＿＿＿＿＿＿＿＿＿＿＿＿＿＿＿＿

　貴院受信日：　　　　年　　　月　　　日

　診断名：＿＿＿＿＿＿＿＿＿＿＿＿＿＿＿＿＿＿＿＿＿＿＿＿＿

　検査結果：＿＿＿＿＿＿＿＿＿＿＿＿＿＿＿＿＿＿＿＿＿＿＿＿

　今後の方針：＿＿＿＿＿＿＿＿＿＿＿＿＿＿＿＿＿＿＿＿＿＿＿

　勤務について注意点：　無　・　有（　　　　　　　　　　　　）

　貴院名：＿＿＿＿＿＿＿＿＿＿＿＿＿＿＿＿＿＿＿＿＿＿＿＿＿

　ご芳名：＿＿＿＿＿＿＿＿＿＿＿＿＿＿＿＿＿＿＿＿＿＿＿＿＿

※本書に掲載されている書式（Word 形式・PDF 形式）を一括ダウンロードできます。詳しくは巻末をご覧ください。

判定保留者の再判定

判定保留中の就業措置

　「要治療」「要精密検査」の指示があった者の中には、現段階では「通常勤務」はさせられないケースが含まれています。したがって、医療機関を受診するまでは、場合によっては「判定保留」とし、就業制限と同様の対処をすることがあります。特に運転、高所作業等の危険業務や、出張や時間外労働が多い者については、治療状況を確認するまで、就業制限を指示する必要があります。

　現実には、なかなか受診しない従業員もいます。その場合には、人事労務担当者だけでなく、現場の上長にも状況を伝えて、医療機関を受診できるよう環境を整えてもらうようにしてください。

　事業所には安全配慮義務があります。このような状況では、健康管理よりも危機管理の色合いが強くなります。健診結果を上長に伝えることに憤慨する従業員もいるかもしれませんが、生命の危険がある場合は個人情報保護の範疇を超えますし、定期健診の法定項目は個人情報ではないことを理解してもらいましょう。

　健康診断は、事業者が従業員を業務に就かせていいかを確認するための、重要な役割を担っています。健診結果に基づいて就業上の措置を行う法的根拠としては、労働安全衛生法第68条、労働安全衛生規則第61条があります。

◎労働安全衛生法第68条（病者の就業禁止）
　事業者は、伝染性の疾病その他の疾病で、厚生労働省令で定めるものにかかった労働者については、厚生労働省令で定めるところにより、その就業を禁止しなければならない。

◎労働安全衛生規則第61条（病者の就業禁止）
　1　事業者は、次の各号のいずれかに該当する者については、その就業を禁止しなければならない。ただし、第一号に掲げる者について伝染予防の措置をした場合は、この限りでない。
　　一　病毒伝ぱのおそれのある伝染性の疾病にかかった者
　　二　心臓、腎臓、肺等の疾病で労働のため病勢が著しく増悪するおそれのあるものにかかった者
　　三　前各号に準ずる疾病で厚生労働大臣が定めるものにかかった者
　　　（鉛則57、四アルキル鉛則26、高圧則41）
　2　事業者は、前項の規定により、就業を禁止しようとするときは、あらかじめ、産業医その他専門の医師の意見をきかなければならない。

就業措置の意味としては、上述のように企業のリスク管理に直結する場合や、労働者本人の健康リスクへの配慮がある一方で、受診勧奨や適性判断の意味合いが強い場合など、種々のケースがあります。いずれにしても、本人との面談および人事労務担当者とのすり合わせで、ベストな労働状況に近づけることが必要です。

就業措置類型の要約（産業衛生学会2012、藤野らより抜粋）

類型	特徴	事例
類型1	就業が疾病に悪影響を与える恐れがある場合の配慮	腰痛保持者の重量物運搬の禁止 心不全や貧血を持つ労働者の重作業
類型2	企業のリスク管理の観点から実施する就業措置	一過性意識障害をきたす恐れのある就業者の危険業務禁止
類型3	労働者の受診行動や生活習慣の改善を促す必要がある場合	高血圧を放置している労働者に対して、運転業務を禁止し受診行動を促す
類型4	企業、職場への注意喚起を目的とする場合	過重労働が頻発する職場で、高血圧の管理が不十分な労働者への時間外労働制限
類型5	適性判断	弱視者のVDT作業など就業措置として意見を求められる場合

判定保留者の再判定

　医療機関から診療情報提供書（書式2.4）の返信が事業所に戻ってきたら、早急に受診内容を確認し、再判定を行います。嘱託産業医は月に一度の訪問になりますので、訪問した時にしか再判定をしないでいると、せっかく早急に医療機関を受診しても、再判定をするアクションが遅くなってしまいます。

　その対応策として、診療情報提供書が事業所に届いたら、すぐに内容を担当者からPDFでメールで送ってもらいます。そして、再判定の結果、通常勤務可能であれば、その旨をメールで返信します。この方法であれば、事業所への訪問が月に一度の嘱託産業医であっても、遅滞なく再判定することができます。

　この方法の注意点としては、医療機関からの返信を衛生管理者（もしくは人事労務担当者）も閲覧することがある旨の承諾を、本人と取り交わす必要があります。

　また、PDFでメール転送する場合は、パスワードを設定した添付ファイルで送信してください。

第2章　健康診断チェックと事後措置

事後措置についての面談と意見具申

本人との面談後、人事労務担当者に意見具申する

　医療機関から就業制限が必要と指示された者や、産業医が再判定しても通常勤務にならない者については、勤務状況や身体状況の確認のため、まずは本人との面談を行います。

　今回の労働安全衛生法改正（平成29年6月1日施行：労働安全衛生規則第51条の2ほか8省令8条文関係）では、就業上の措置に関する意見を述べるために、異常所見のあった労働者の業務の状況（作業環境、労働時間、作業態様等）についても、産業医が求めた時は情報を提供することと改正されました。ということは、健康診断の結果のみではなく、その労働者の業務の状況まで検討することが、産業医に望まれているということです。

　就業制限の判定は、「**労働時間の短縮**」「**出張の制限**」「**時間外労働の制限**」「**労働負荷の制限**」「**作業の転換**」「**深夜業の回数の制限**」「**昼間勤務への転換**」など多岐にわたります。
　本人にとって最も効果的な就業制限を行うためには、本人の状況（健康診断結果、業務の状況）はもとより、現場の状況も考慮する必要があります。そのため、必要であれば、職場の上長や人事労務担当者を交えた面談を行い、就業制限もしくは休業の措置をします。

　事後措置を行うためには、従業員を個人単位で検討するだけでなく、職場環境も検討することが必要になります。特に人員配置の問題は、人事労務の守備範囲です。産業医が上から目線で「意見」を具申するだけでは、すり合わせが難しくなりますので、従業員個人にとっても職場単位としてもベストな方法を検討していきましょう。

面談の記録を個人台帳に記載する

　現場では、深刻な人手不足を理由に、産業医の意見が取り入れられない場合も残念ながらあります。筆者が経験したある事例をご紹介します。

　血圧が常に高いことから、すぐに治療を受けるよう強く指示をしている運転業務の方がいました。本人は多忙を理由に治療を拒否したので、医療機関を受診できるよう勤務時間や有休取得を調整して欲しい旨、上長に指示しました。

上長からも本人に受診するように勧めたところ、「病院に行けばお金がかかる。俺の体は俺が決める。なんで俺の血圧を上長が知っているんだ」と言われてしまい、上長もそれ以上指導することができなかったそうです。

　産業看護職からも再三治療を促したにも関わらず、治療を拒んだため、治療を開始するまでは運転業務から外すよう、上長ならびに人事労務担当者に指示しました。そして、産業医や産業看護職が行ったそれらのやり取りは、すべて個人台帳に記載しました。

　数か月そのようなやり取りをしていましたが、ある日、運転中に脳出血を起こしてしまいました。幸い頭痛や嘔気があり、路肩に車を寄せた後の意識消失でしたので、二次災害は免れました。同乗の職員が異変に気付き、救急車を呼んだため一命を取り留めましたが、片麻痺が残ってしまいました。

　後日、ご家族から「うちのお父さんをこき使ったから、脳出血を起こす羽目になった」と申し出がありましたが、個人台帳をお見せしたところ、「血圧が高いなんて全く知りませんでした。ご迷惑をおかけしました」とご理解いただけました。やり取りの記録をしっかり残しておいたことが、事業者にとってはリスク回避につながりました。

　このケースの問題点は、産業医（筆者）は当該従業員の血圧がコントロールできるまでは運転業務を禁止し、上長と人事労務担当者に伝えていたにも関わらず、運転業務をさせていたことです。

　産業医は意見を具申するのみであり、事後措置を行うのは事業所になります。事業所は、産業医の意見を尊重することになってはいますが、このケースの場合、現場では運転業務者が少ないことと、運転業務手当が外されることを拒んだ本人が強く希望したために、運転業務をさせていました。本人との面談の内容や、上長や担当者に具申した事後措置について個人台帳に記載していたので、産業医としてもリスクが回避できた事例でした。

健康診断の法定項目は「個人情報」ではない

　従業員の健康について本人から「個人情報」だと言われた結果、職場の上長が過敏に反応してしまうケースをよく見ます。健康診断の法定項目は「個人情報」ではなく、「健康管理」よりは「リスク管理」の意味合いが強いことを理解してもらいましょう。

　普段から人事労務担当者や上長と「健康管理は企業のリスク管理の1つである」ことを話し合い、事後措置の重要性を理解してもらうことが必要です。その上で、従業員にとっても職場にとってもベストな方法を検討しましょう。

第2章　健康診断チェックと事後措置

労基署提出用の報告書に署名・押印する

　健康診断の結果を確認し、事後措置が終了したら、労働基準監督署に提出するための「**定期健康診断結果報告書**」（書式 2.5）を用意します。

　この書式は労基署のホームページから入手可能ですが、通常は衛生管理者が産業医に用紙を持ってきますので、報告書に署名・捺印をしてください。

　署名欄に記載する所属医療機関は、産業医の委託業者から派遣されている方は、その委託業者名を記載するのが適当かと思います。

　なお、労基署から勤務先に連絡が来たら嫌だなと躊躇する先生方もいらっしゃいますが、筆者の経験では、労基署から勤務先の医療機関に連絡が来ることはまずありません。労基署が産業医と連絡をとりたい場合は、必ず当該事業所に連絡がいきますので、ご安心ください。

書式 2.5

様式第6号(第52条関係)(表面)

定期健康診断結果報告書

労働保険番号	8 0 3 1 1

対象年	7：平成 → （ 月～ 月分）（報告 回目）	健診年月日	7：平成 →
事業の種類		事業場の名称	
事業場の所在地	郵便番号（　　　　） 電話（　　）		

| 健康診断実施機関の名称 | | 在籍労働者数 | 右に詰めて記入する↑ |
| 健康診断実施機関の所在地 | | 受診労働者数 | 右に詰めて記入する↑ |

(＊) 労働安全衛生規則第13条第1項第2号に掲げる業務に従事する労働者数(右に詰めて記入する)

計

折り曲げる場合は ◀ の所を谷に折り曲げること

健康診断項目		実施者数	有所見者数		実施者数	有所見者数
	聴力検査（オージオメーターによる検査）(1000Hz)			肝機能検査		
	聴力検査（オージオメーターによる検査）(4000Hz)			血中脂質検査		
	聴力検査（その他の方法による検査）			血糖検査		
	胸部エックス線検査			尿検査（糖）		
	喀痰検査			尿検査（蛋白）		
	血圧			心電図検査		
	貧血検査					

| 所見のあった者の人数 | | 医師の指示人数 | | 歯科健診 | 実施者数 | 有所見者数 |

| 産業医 | 氏名 | **勝木美佐子** ㊞ |
| | 所属医療機関の名称及び所在地 | ○○クリニック　東京都○○区○○1-2-3 |

年　月　日
事業者職氏名
労働基準監督署長殿　　㊞

受付印

※本書に掲載されている書式（Word形式・PDF形式）を一括ダウンロードできます。詳しくは巻末をご覧ください。

44

衛生委員会への報告

全体的な健診結果について

　労働基準監督署への報告書の記載が終了したら、その内容を衛生委員会で報告し、全職員と情報を共有してください。受診率はどれぐらいで、どんな項目に有所見者が多いのか、などの情報を共有しましょう。これらの情報を労基署へ提出している事実を知ることで、健康診断の受診義務を感じてもらうことにもつながります。

　定期健康診断結果の有所見率のデータは、項目別、業種別、都道府県別に閲覧可能です。事業所によって年齢層や性別の割合による有所見率の偏りが出てくるため、全国平均と単純に比較できるものではありませんが、その特徴を検討し、健康講話のテーマにしてみてもよいでしょう。

平成28年度定期健康診断における有所見率（全国平均）

聴力（1000Hz）	聴力（4000Hz）	胸部X線検査	喀痰検査	血圧	貧血検査	肝機能検査
3.6	7.4	4.2	1.8	15.4	7.8	15.0

血中脂質	血糖検査	尿検査(糖)	尿検査(蛋白)	心電図	有所見率
32.2	11.0	2.7	4.3	9.9	53.8

翌年度の健康診断について

　健康診断は、毎年必ず行わなければならないものです。そのため、ルーチンワークとして漠然と前年度と同じ作業が行われてしまいがちですが、毎回、翌年度の健康診断について検討してみてください。

　衛生委員会で健康診断結果の報告をした際に、委員から出た意見などは参考になります。受診率が良くない場合は、健診を行う時期や申し込みの方法を再検討するなどの工夫も必要になります。ぜひ毎年見直しを行い、翌年度へスパイラルアップを図ってください。

第2章　健康診断チェックと事後措置

健康診断の判定基準

実施医療機関によって基準値が異なる

　ある事業所で心電図の有所見率が異常に高いため、医療機関別に有所見率を調べたことがあります。その事業所は5ヵ所の健診実施医療機関と契約しており、うち4ヵ所の有所見率は数％なのに、ある医療機関だけが40％でした。その医療機関を受診した従業員が多かったため、事業所全体の有所見率が高くなったのです。

　たとえば、不完全右脚ブロックが他の医療機関では「B判定」でも、その医療機関では再検査を求める「C判定」になっていました。このように、基準値のみならず、心電図の判定基準やX線の読影区分も医療機関によって異なります。診断区分だけにとらわれず、検査値や所見に立ち戻って確認する必要があります。

　ちなみに、特定健康診査の基準値は下表のように統一されています。また、日本人間ドック学会の判定区分を次ページに示します。

特定健康診査の基準値

腹囲	男性85cm以上、女性90cm以上
血糖	空腹時血糖値100mg/dL以上 または HbA1c 5.6％以上
脂質	中性脂肪150mg/dL以上 または HDLコレステロール40mg/dL未満
血圧	収縮期血圧（最高血圧）130mmHg以上 または 拡張期血圧（最低血圧）85mmHg以上

就業制限の判定基準

　事業所の規模や勤務状況によって、同じデータでも就業制限の判定が異なることがあります。判定のさじ加減は産業医の裁量に任されていますので、柔軟に対応してください。

　筆者のクライアントの1つは全国に支店があり、各地に産業医が配置されています。パニック値については全国一律の基準値を設定していますが、事後措置についての判定基準は特に設定していません。事業所の規模や勤務状況に加え、地方の特性なども考慮する必要があるからで、それが産業医の裁量権になると思われます。

　就業制限を検討する基準について、基本的な考え方を49ページに示しました。

日本人間ドック学会の判定区分（2017年4月改定）

項　目		A 異常なし	B 軽度異常	C 要経過観察・生活改善	D 要医療 D1 要治療 D2 要精検 *1	E 治療中 *7
体格指数（BMI）　kg/m²		18.5〜24.9		〜18.4, 25.0〜		
腹囲　cm	男性	〜84.9		85.0〜		
	女性	〜89.9		90.0〜		
血圧　mmHg （2回測定：平均値）	収縮期	〜129	130〜139	140〜159	160〜	
	拡張期	〜84	85〜89	90〜99	100〜	
心拍数（仰臥位）　回/分		45〜85		40〜44, 86〜100	〜39, 101〜	
視力（裸眼，矯正両方の場合は矯正で判定）（悪い側で判定）		1.0〜		0.7〜0.9	〜0.6	
聴力　dB	1000Hz	〜30		35	40〜	
	4000Hz	〜30		35	40〜	
呼吸機能（スパイロメトリー）小数点1ケタ表記に変更 *2	1秒率（%）	70.0〜		〜69.9	〜69.9	
	％1秒量（予測1秒量に対する%）			80.0〜	〜79.9	
	％肺活量（%）	80.0〜			〜79.9	
総たんぱく　g/dL		6.5〜8.0	8.1〜9.0	6.0〜6.4	〜5.9, 9.1〜	
アルブミン　g/dL		4.0〜		3.6〜3.9	〜3.5	
クレアチニン　mg/dL （eGFRを優先して判定） （小数点2ケタ表記に変更）	男性	〜1.00	1.01〜1.09	1.10〜1.29	1.30〜	
	女性	〜0.70	0.71〜0.79	0.80〜0.99	1.00〜	
eGFR（mL/分/1.73 m²） （小数点1ケタ表記に変更）		60.0〜		50.0〜59.9	〜49.9	
尿酸　mg/dL		2.1〜7.0	7.1〜7.5	〜2.0, 7.6〜8.9	9.0〜	
総コレステロール　mg/dL *3		140〜199	200〜219	220〜259	〜139, 260〜	
HDLコレステロール　mg/dL		40〜119		30〜39	〜29, 120〜	
LDLコレステロール　mg/dL		60〜119	120〜139	140〜179	〜59, 180〜	
中性脂肪　mg/dL		30〜149	150〜199	200〜399	〜29, 400〜	
AST（GOT）　U/L		0〜30	31〜35	36〜50	51〜	
ALT（GPT）　U/L		0〜30	31〜40	41〜50	51〜	
γ-GT（γ-GTP）　U/L		0〜50	51〜80	81〜100	101〜	
FPG（血漿）空腹時血糖　mg/dL HbA1c（NGSP）　% *4		FPG：〜99 かつ HbA1c：〜5.5	1) FPG：100〜109かつHbA1c：〜5.9 2) FPG：〜99かつHbA1c：5.6〜5.9 1), 2)のいずれかのもの	1) FPG：110〜125 2) HbA1c：6.0〜6.4 3) FPG：126〜かつHbA1c：〜6.4 4) FPG：〜125かつHbA1c：6.5〜 1)〜4)のいずれかのもの *5	FPG：126〜 かつ HbA1c：6.5〜	
赤血球数　10⁴/μL	男性	400〜539	540〜599	360〜399	359, 600〜	
	女性	360〜489	490〜549	330〜359	329, 550〜	
白血球数　10³/μL		3.2〜8.5	8.6〜8.9	2.6〜3.1	〜2.5, 9.0〜	
血色素量　g/dL	男性	13.1〜16.6	16.7〜17.9	12.0〜13.0	〜11.9, 18.0〜	
	女性	12.1〜14.6	14.7〜15.9	11.0〜12.0	〜10.9, 16.0〜	

ヘマトクリット　%	男性	38.5〜48.9	49.0〜50.9	35.4〜38.4	〜35.3, 51.0〜
	女性	35.5〜43.9	44.0〜47.9	32.4〜35.4	〜32.3, 48.0〜
血小板数　10⁴/μL		13.0〜34.9	35.0〜39.9	10.0〜12.9	〜9.9, 40.0〜
CRP　mg/dL（小数点2ケタ表記に変更）		〜0.30	0.31〜0.99		1.00〜
梅毒反応		陰性			陽性
HBs抗原		陰性			陽性
尿蛋白		(−)	(±)	(+)	(++)〜
尿糖		(−)		(±)	(+)〜
尿潜血		(−)	(±)	(+)	(++)〜
便潜血　2回法	1回目	(−)			(+)
	2回目	(−)			(+)(+),(+)(−),(−)(+)
子宮頸部細胞診	ベセスダ分類	NILM		不適正標本＝判定不能（すみやかに再検査）・ASC-US＊6	ASC-H, LSIL HSIL, SCC AGC, AIS Adenocarcinoma Other malig
HCV抗体		陰性			陽性

＊1　値の高低、所見によってD1要治療、D2要精検のいずれを採用するかは任意とする。
＊2　呼吸機能検査は検者、被験者の関係が数値を微妙に変えるので注意する。
　　　また、1秒率、％1秒量の組み合わせで閉塞性障害の重症度を判定する。
　　　1秒率が70％未満かつ％1秒量80％以上が軽症、79％以下が中等症以上と判定する。
　　　1秒率、％肺活量の組み合わせで閉塞性、拘束性、混合性換気障害と判定する。
＊3　総コレステロールよりLDLコレステロール判定を優先する。
＊4　判定区分でのHbA1cの表記はNGSP値である。NGSP値＝ 1.02 × JDS値（％）＋ 0.25％で変換可能である。
＊5　空腹時血糖、HbA1c（NGSP）併合判定C区分の3) 4) と判定した場合はOGTTを推奨する。
＊6　採取器具は綿棒ではなくブラシ、へら、サイトピック等を使用し、可能であれば液状化検体法（LBC）にて検体を保存する。不適性標本はすみやかに再検査、ASC-USはHPV-DNA検査あるいは6ヵ月後再検査とする。
＊7　従前どおり治療中の場合はE判定とする。

項目	検査方法
総たんぱく	Biuret法
アルブミン＊	BCG法、BCP改良法
総コレステロール	酵素法
LDLコレステロール	直接法（非沈殿法：可視吸光光度法、紫外吸光光度法）
HDLコレステロール	直接法（非沈殿法：可視吸光光度法、紫外吸光光度法）
中性脂肪	酵素比色法、グリセロール消去（可視吸光光度法、紫外吸光光度法）
クレアチニン	酵素法
尿酸	ウリカーゼPOD法
AST（GOT）	JSCC標準化対応法
ALT（GPT）	JSCC標準化対応法
γ-GT（γ-GTP）	JSCC標準化対応法
空腹時血糖	酵素法、電極法
HbA1c	ラテックス凝集比濁法、HPLC法、酵素法
梅毒反応	梅毒脂質抗原使用法
CRP	ラテックス凝集免疫比濁法、免疫比濁法、免疫比ろう法

＊アルブミンのBCG法とBCP改良法の差異は下記を参照
http://www.jslm.org/others/news/20131225albumin.pdf

就業制限を検討する基準（定期健康診断の法定項目別）

身長・体重・腹囲	・体重が急激に減少した場合、産業医面談にて心身両面の疾患の確認 ・睡眠・食欲の確認、悪性疾患の確認
聴力	・騒音職場で就業している場合、聴力障害を認める者に作業環境測定や保護具の着用状況の確認
視力	・視力障害をきたす有害業務に就いている場合、保護具着用状況の確認 ・VDT作業場では、休憩時間の取得状況について確認
血圧	・高血圧治療ガイドライン2014参照 ・運転業務、高所作業等、業務に危険が生じる場合は、就業制限の対象 ・就業状況によって、時間外労働や出張の制限 ・受診を促すために就業制限を検討
胸部X線	・肺結核、肺炎など伝染性疾患は就業制限の対象 ・肺結核と診断された場合は、保健所からの指示に従う ・肺がんについては受診の機会が妨げられないよう就業制限を検討
心電図	・失神リスクがある不整脈は、運転業務など危険が生じる場合に就業制限の対象 ・不整脈の悪化を防ぐために、時間外労働制限や配置転換を検討
貧血	・運動負荷の高い作業や高所作業については就業制限 ・動悸・息切れ・易疲労感がある場合、軽作業に制限 ・ヘモグロビン値が男性10g/dL未満、女性8g/dL未満については就業判定保留とし、面談や受診を促す
糖尿病	・糖尿病治療ガイド2016-2017を参照 ・高血糖や低血糖による意識レベルの低下がリスクとなる運転業務、高所作業では制限を検討 ・疾病の悪化要因になる夜勤業務や時間外労働の制限を検討 ・未受診者でのHbA1c 8.0%については就業判定保留とし、受診を促す
脂質異常	・動脈硬化性疾患予防ガイドライン2017年度版を参照 ・検査値が高いというだけで就業制限する必要はないが、極端に高い数値が長く続いている者は時間外労働制限や、通院管理できるまで就業制限を検討
肝機能	・脂肪肝が最も多いが、就業制限に進展することはまれ ・慢性活動性肝炎や肝硬変では、深夜業、時間外労働などの制限を検討 ・肝障害を起こす恐れのある化学物質を取り扱う作業者については、結果が悪化した場合、作業環境や作業手順、保護具の確認

第2章　健康診断チェックと事後措置

健康診断の事後措置（ケーススタディ）

　ここで紹介する事例は、いわゆる模範解答ではありません。事後措置の判定には決まった正解というものはなく、本人や現場の事情とのすり合わせが重要になります。したがって、あくまでも1つの例として参考にしてください。

【ケース1】　28歳女性　小売業

　Hb 7.2 g/dL と貧血を認めた。業務は、商品を搬入口から什器で運び、商品ケース棚に並べ、レジをしている。本人の自覚症状は全くなし。貧血の治療は以前したことがあるが、今はしていない。

- 医療判定：要治療
- 意見：判定保留とし、至急治療開始を勧める。判定保留の間は、商品の運搬を制限し、座り作業を中心とした。治療開始後ヘモグロビンの正常化を認め、通常勤務とした。
- 事後措置：C 判定保留；保留中は就業制限（労働負荷の制限）⇒ B 通常勤務（要自己管理）

【ケース2】　52歳男性　運送業（運転業務あり）

　186/110、192/112 mmHg と高血圧を認めた。かつて高血圧の治療をしたことがあるが、通院する時間がとれず、自己中断してしまった。

- 医療判定：要治療
- 意見：運転業務および時間外労働禁止。高血圧の治療を開始し、血圧がコントロールできるまでは、同乗作業のみとした。治療開始後、血圧がコントロールされたことから、治療継続下での通常勤務とした。
- 事後措置：D 就業制限（運転業務禁止、時間外労働禁止）⇒ B 通常勤務（治療継続）

【ケース3】　58歳男性　運送業（運転業務あり）

　高血圧にて治療中。血圧はコントロールされている。糖尿病は認めず、脳梗塞や TIA の既往はない。今回初めて、心電図で心房細動を指摘された。

- 医療判定：要精密検査
- 意見：CHADS2 スコアは1点であり、抗凝固療法の適応ではない。血圧もコントロールされており、通常勤務とした。
- 事後措置：B 通常勤務（治療継続）

第2章 健康診断チェックと事後措置

特殊健診の管理区分

特殊健康診断

特殊健診の個人票の判定欄は、旧労働省労働衛生試験研究班による管理区分（昭和38年基発第939号：健康診断に基づく健康管理について）を用いて示すのが一般的です。

管理区分	症状区分
A	健診の結果、異常が認められない場合
B	健診の結果、管理Cには該当しないが、当該因子によるか、または当該因子による疑いのある異常が認められる場合
C	健診の結果、当該因子による疾病にかかっている場合
R	健診の結果、当該因子による疾病または異常を認めないが、当該業務に就業することにより増悪するおそれのある疾病にかかっている場合または異常が認められる場合
T	健診の結果、当該因子以外の原因による疾病にかかっている場合または異常が認められる場合（管理Rに属するものを除く）

産業医は、管理区分B以上のものについて、再検査（二次健診）を指示します。この再検査は、定期健診の再検査とは異なり、事業所が実施（負担）するもので、その結果も事業所に渡されます。産業医は、再検査の結果を検討し、再度判定を行います。

特殊健診の結果については、定期健康診断と同様に報告書に署名・押印し、労働基準監督署に提出します。特定業務従事者についても、定期健康診断とは別途、労働基準監督署に提出します。

特殊健康診断結果報告書（書式2.6）には、健康管理区分の記載欄があります。管理A、B、Cの人数を記載します。

有機溶剤等健康診断結果報告書（書式2.7）には、管理区分の記載欄はありませんが、有機溶剤に関連した代謝物の検査の結果、分布1，2，3の人数を記載します。

書式 2.6

指導勧奨による特殊健康診断結果報告書

標準字体：0 1 2 3 4 5 6 7 8 9

8 0 3 0 9

ページ／総ページ

労働保険番号	府県／所掌／管轄／基幹番号／枝番号／被一括事業場番号
在籍労働者数	人
事業場の名称	
事業の種類	
事業場の所在地	郵便番号（　　　）　　　電話（　　）
対象年	7：平成→　元号　年　（月～月分）（報告　回目）
健診年月日	7：平成→　元号　年　月　日
健康診断実施機関の名称	
健康診断実施機関所在地	
第二次健康診断	年　月　日

項目＼業務の種別	業務コード	業務コード	業務コード
	具体的業務内容（　　）	具体的業務内容（　　）	具体的業務内容（　　）
従事労働者数	人	人	人
第一次健康診断 受診者数	人	人	人
第一次健康診断 上記のうち有所見者数	人	人	人
第二次健康診断 対象者数	人	人	人
第二次健康診断 受診者数	人	人	人
健康管理区分 管理A該当者	人	人	人
健康管理区分 管理B該当者	人	人	人
健康管理区分 管理C該当者	人	人	人

産業医
氏名　**勝木美佐子**　㊞
所属医療機関の名称及び所在地　〇〇クリニック　東京都〇〇区〇〇1-2-3

年　月　日
事業者職氏名　　　　　　　　　　㊞
労働基準監督署長殿

（受付印）

※本書に掲載されている書式（Word形式・PDF形式）を一括ダウンロードできます。詳しくは巻末をご覧ください。

書式 2.7

有機溶剤等健康診断結果報告書

様式第3号の2(第30条の3関係)（表面）

標準字体 0 1 2 3 4 5 6 7 8 9

80302

ページ／総ページ

労働保険番号	都道府県 所掌 管轄 基幹番号 枝番号 被一括事業場番号	在籍労働者数	人
事業場の名称		事業の種類	
事業場の所在地	郵便番号（　　　　） 電話（　　）		

対象年	7:平成→ 元号 年 （月～月分）（報告 回目）	健診年月日	7:平成→ 元号 年 月 日

健康診断実施機関の名称	
健康診断実施機関の所在地	受診労働者数　　　　人

有機溶剤業務名	有機溶剤業務コード　　具体的業務内容（　　　　）	従事労働者数　　　　人

	実施者数	有所見者数		実施者数	有所見者数		
他覚所見			肝機能検査			作業条件の調査人数	
腎機能検査			眼底検査			所見のあった者の人数(他覚所見のみを除く。)	
貧血検査			神経内科学的検査			医師の指示人数	

代謝物の検査	有機溶剤の名称等	有機溶剤コード 検査内容コード	有機溶剤コード 検査内容コード	有機溶剤コード 検査内容コード	有機溶剤コード 検査内容コード
	実施者数				
	分布 1				
	2				
	3				

産業医	氏名	**勝木美佐子** ㊞
	所属医療機関の名称及び所在地	**○○クリニック　東京都○○区○○ 1-2-3**

年　月　日
事業者職氏名　　　　　　　　　　　㊞
労働基準監督署長殿

受付印

分布	項目の説明
分布1	有機溶剤の取り込み量は少ない。健康影響の発生する可能性は低い。
分布2	ほとんどの労働者に健康上の影響が見られないレベル。ある程度の濃度で曝露されている。
分布3	吸収された有機溶剤が多い。医師の判断で精密検査が必要。またこの状況で長く勤務すると健康障害が危惧される。

じん肺健康診断

じん肺については、じん肺法施行規則による健康管理区分があります。胸部X線検査の読影結果によっては健康管理区分をつけられない場合がありますが、その場合は後日、都道府県の労働局長が管理区分を決定します。

管理区分	じん肺健康診断の結果
管理1	じん肺の所見がないと認められるもの
管理2	X線写真の像が第1型で、じん肺による著しい肺機能の障害がないと認められるもの
管理3	イ：X線写真の像が第2型で、じん肺による著しい肺機能の障害がないと認められるもの ロ：X線写真の像が第3型または、第4型（じん肺による大陰影の大きさが一側の肺野の1/3以下のものに限る）で、じん肺による著しい肺機能の障害がないと認められるもの
管理4	1：X線写真の像が第4型（じん肺による大陰影の大きさが一側の肺野の1/3を超えるものに限る）のもの 2：X線写真の像が第1型、第2型、第3型または第4型（じん肺による大陰影の大きさが一側の肺野の1/3以下のものに限る）で、じん肺による著しい肺機能の障害があると認められるもの

じん肺健康管理実施状況報告書（書式2.8）には、管理1, 2, 3, 4の人数を記載します。

書式 2.8

じん肺健康管理実施状況報告

様式第8号(第37条関係)

80308

ページ / 総ページ

労働保険番号		在籍労働者(12月末日現在)	人
	都道府県 所掌 管轄 基幹番号 枝番号 被一括事業場番号		

事業場の名称		事業の種類	

事業場の所在地	郵便番号( ) 電話 ( )

対象期間	7:平成→ 元号 年	健診年月日	7:平成→ 元号 年 月 日

定期健康診断実施機関の名称	
定期健康診断実施機関の所在地	

粉じん作業従事労働者数(12月末日現在)

粉じん作業コード		粉じん作業コード		粉じん作業コード		粉じん作業コード	
上記作業従事労働者数	人	上記作業従事労働者数	人	上記作業従事労働者数	人	上記作業従事労働者数	人

本年中に実施したじん肺健康診断実施者の延数　　計((イ)～(ニ)) 人

(イ) 就業時健康診断 (法第7条)	(ロ) 定期健康診断 (法第8条)					(ハ) 定期外健康診断 (法第9条)		(ニ) 離職時健康診断 (法第9条の2)
	小計	第1号	第2号	第3号	第4号	小計	(ハ)のうち胸がんに関する検査の実施	
人	人	人	人	人	人	人	人	人

(*1) 粉じん作業従事労働者及び粉じん作業に従事したことがある労働者のじん肺管理区分別内訳(12月末日現在)

計 ((イ)～(ホ))	(イ) 管理1	有所見者数小計 ((ロ)～(ホ))	(ロ) 管理2	(ハ) 管理3イ	(ニ) 管理3ロ PR3 PR4(A,B) PR4(C)	(ホ) 管理4 F(++)	その他
人	人	人	人	人	人 人 人	人	人

従来管理1であった労働者で、本年中に新たに管理2、管理3又は管理4と決定されたものの数	人	(*2) 本年中に粉じん作業から他の作業に転換した労働者の数		計 人	管理2 人	管理3イ 人	管理3ロ 人

過去に粉じん作業に従事させたことがある労働者で、12月末日現在において、他の作業に従事しており、かつ、じん肺管理区分が管理2又は管理3であるものの総数	(*3) じん肺管理区分が管理2又は管理3である労働者で、じん肺法施行規則第1条各号に掲げる合併症により、本年中に療養を開始したものの数						
人	計 人	1号 人	2号 人	3号 人	4号 人	5号 人	6号 人

産業医等	氏 名	**勝木美佐子** ㊞
	所属医療機関の名称及び所在地	○○クリニック　東京都○○区○○1-2-3

年　月　日

事業者職氏名　　　　　　　　　　　　　　㊞

労働基準監督署長経由

労働局長殿

受付印

※本書に掲載されている書式(Word形式・PDF形式)を一括ダウンロードできます。
　詳しくは巻末をご覧ください。

第2章　健康診断チェックと事後措置

有所見者に対する保健指導

　事後措置のほかに、有所見者に対して保健指導を行うことも産業医の仕事です。
　——健康診断の結果、特に健康の保持に努める必要があると認める労働者に対し、医師又は保健師による保健指導を行うように努めなければならない（労働安全衛生法第66条の7）

　産業医が健診結果を確認し、保健指導が必要な人を呼び出して面談を行う方法が一般的ですが、呼び出した人が、すでに健康保険組合が行っている特定保健指導や、前記の二次健康診断等給付での保健指導を受けている場合もあります。

　特定保健指導や二次健康診断等給付での保健指導は、主にメタボリックシンドロームや脳血管・心臓疾患のリスクが高い者に対して行われ、あくまでも疾病予防が目的に行われている保健指導です。

　産業医が担うべき保健指導は、勤務状況（作業環境や作業内容、勤務形態など）と健康状態をマッチングし、労働者が健康を確保しながら就労できるようにすることや、業務によって健康障害が発生・増悪しないようにすることを目的とした指導です。

　すでに特定保健指導等を受けているからと、産業医による保健指導を拒否する方も見受けられますが、趣旨が異なることを説明するとともに、実際に指導された内容を本人からヒアリングし、生活習慣病予防と、就労による健康被害予防が効果的に行われるように指導してください。

	特定保健指導	二次健康診断等給付による特定保健指導	産業医による保健指導
実施者	健康保険組合	労働保険	事業所
保健指導を行う者	健保と契約を結んだ企業の保健師・管理栄養士等	二次健康診断を行った機関の医師または保健師	産業医、事業所内保健師
法律	高齢者の医療の確保に関する法律第24条	労働者災害補償保険法第26条第2項第2号	労働安全衛生法第66条の7
対象者	腹囲、血圧、脂質、糖代謝の4項目で積極的支援・動機づけ支援など基準値が設定されている	血圧、脂質、血糖、BMIの4項目で異常所見があり、脳血管・心臓疾患で治療をしていない者、または産業医が異常所見があると診断した場合	産業医が特に健康の保持増進に努める必要があると認める労働者

第3章
長時間労働者への面接指導と事後措置

第3章　長時間労働者への面接指導と事後措置

医師による面接指導の意義

　事業所での産業医面談には、主に3つの面談があります。第2章で述べた「保健指導」、従業員からのリクエストによる「健康相談」、そして「医師による面接指導」です。このうち「医師による面接指導」は、労働安全衛生法の規定によるもので、2種類あります。

　①長時間労働者への面接指導：時間外・休日労働時間が1ヵ月当たり100時間以上の者で、疲労の蓄積が認められる者が対象(第66条の8)

　②高ストレス者への面接指導：ストレスチェックの結果、高ストレスであり、面接指導が必要であるとストレスチェックの実施者が判断した者が対象(第66条の10)

　この章では、①の長時間労働者への面接指導について解説します。②の高ストレス者への面接指導は第5章で解説します。

脳・心臓疾患の発症予防が主な目的

　脳血管疾患および虚血性心疾患（以下「脳・心臓疾患」という）の発症が長時間労働との関連性が強いとする医学的知見を踏まえ、その発症を予防するため、長時間労働により疲労の蓄積した労働者に対し、事業者は医師による面接指導を行わなければなりません。

　面接をする産業医は、労働者に対して指導を行うだけではなく、事業者が就業上の措置を適切に講じることができるよう、医学的な見地から意見を述べることが求められます。また、働きやすい職場づくりを進めるため、面接指導から得られた情報を職場改善につなげるための意見を衛生委員会などで述べることも重要です。

　個人相談の意味合いが強い「健康相談」とは異なり、「医師による面接指導」の内容は事業者や衛生委員会に報告されます。また、報告書・意見書は5年間の保管が義務づけられています(労働安全衛生規則第52条の6第1項)。

　第2章で述べた「健康診断の事後措置」は、早急に受診や治療が必要な者への対応が主でした。「長時間労働者の面接指導」は、脳・心臓疾患の予防という観点から、早急ではないものの、血圧や脂質、血糖値がより厳しいコントロールが求められます。

　また、身体疾患のデータのみならず、疲労や精神状況、睡眠状況についても適切な指導、受診勧告が求められます。その際、残業時間のコントロールのみに目を向けがちですが、時間外労働の短縮のみならず、交代勤務や出張勤務の調整も検討します。また、多忙な方が日中に医療機関を受診できる体制にするなど、部署内での調整も重要になります。

第3章 長時間労働者への面接指導と事後措置

面接指導のシステム作り

　長時間労働者への医師による面接指導を行うために、まずは衛生委員会で規約作りなど下記に関する審議を行います。(労働安全衛生規則第22条9号)

① 長時間労働者の健康障害の防止対策の実施計画の策定
② 面接指導等の実施方法および実施体制
③ 労働者の申出が適切に行われるための環境整備
④ 申出を行ったことにより不利益な取扱いが行われないようにするための対策
⑤ 面接指導または面接指導に準ずる措置の実施対象者を定める基準の策定
⑥ 事業場における長時間労働による健康障害の防止対策の周知

面接指導の対象者の選定

　法令では、時間外労働が月100時間を超える者について、面接を行うよう規定されていますが、上記⑤にあるように、各事業所で面接の基準を審議してください(図1)。
　筆者のクライアントでは、時間外労働が80時間を超える者は全員、産業医面談を必須で行っているところが何社かあります。産業医面談を行いたくないために、時間外労働を極力減らす努力をしている事業所もあり、時間外労働の抑止力になっているようです。
　事業所によっては、産業医による面談の前に、人事労務担当者が面談を行います。その面談結果が産業医面談のシートに記載されており、面談時の資料として供覧できるようになっています。

衛生委員会への報告

　面接指導のシステムは、毎年、衛生委員会などで見直しを行ってください。
　また、毎月の衛生委員会でも、面接指導の対象者の人数や事後措置についての報告を行い、時間外労働者数の減少を図るよう審議してください。報告資料のひな形を83ページに示しました。これらの資料は、個人が特定されないよう、委員会終了後は書類を回収するなどの配慮が必要です。
　長時間労働者がどの部署に多く、前年度の同じ月と比較して増減があるかどうかも検討されるといいでしょう。そして、年度末には、その年の時間外労働者に対する総括を行い、

翌年度のシステムを検討しましょう。

　筆者のクライアントの某事業所では、1年目は時間外労働時間が80時間を超える者が数名いましたが、働き方改善委員会などのおかげで、60時間を超える者がいなくなりました。そのため、産業医による面接指導の対象を45時間を超える者に変更するなどスパイラルアップを図っています。

図1　事業場における長時間労働者への対応

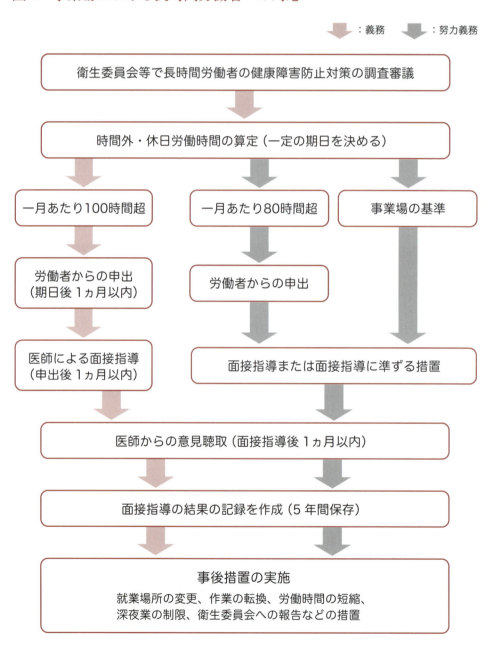

産業医からみた面接指導の流れは、図2のようになります。もちろん、産業医は衛生委員会の一委員でもありますから、他の衛生委員の皆さんと一緒に調査・審議を進めてください。

図2　医師による面接指導

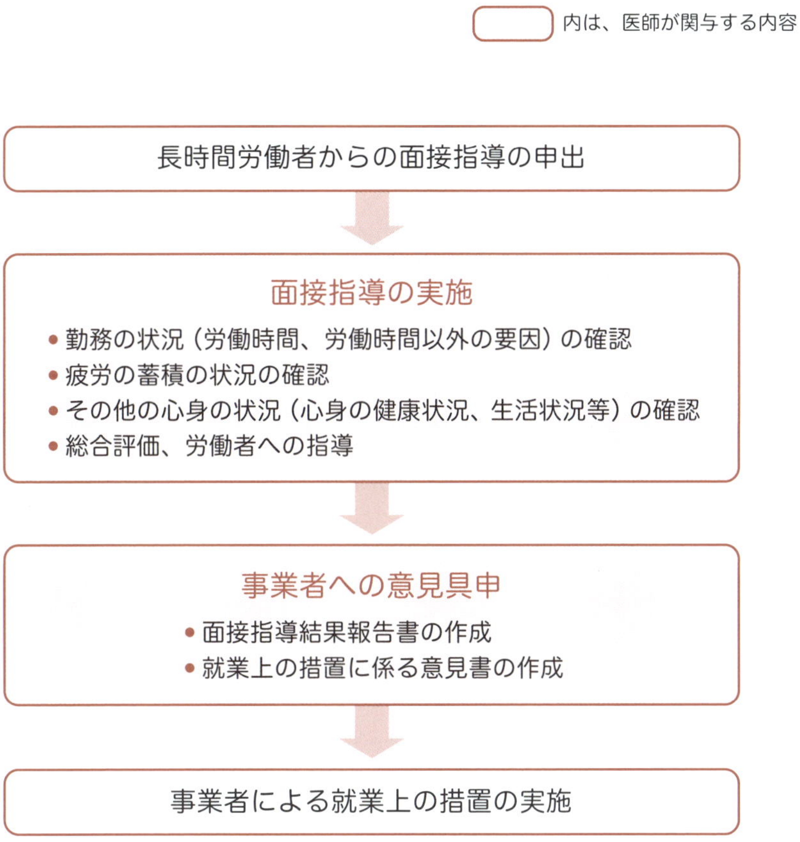

◯ 内は、医師が関与する内容

```
長時間労働者からの面接指導の申出
            ↓
面接指導の実施
・勤務の状況（労働時間、労働時間以外の要因）の確認
・疲労の蓄積の状況の確認
・その他の心身の状況（心身の健康状況、生活状況等）の確認
・総合評価、労働者への指導
            ↓
事業者への意見具申
・面接指導結果報告書の作成
・就業上の措置に係る意見書の作成
            ↓
事業者による就業上の措置の実施
```

第**3**章　長時間労働者への面接指導と事後措置

面接時に必要な書類

　長時間労働者への面接指導の対象疾患は、「**脳・心臓疾患**」と「**メンタルヘルス不調**」です。これらの早期発見・早期対処が面接指導の目的です。ですから、事前に疲労度と身体状況の問診票を記載していただくと、面接時に問診の手間が省けます。産業看護職がいる職場では、面接の前に問診をとってもらってもいいでしょう。

疲労蓄積度チェックシート（書式 3.1）

　面接指導では、労働者の疲労蓄積状態を知ることが重要です。また、直近の勤務状況も資料として必要になります。

　このチェックシートにはそれらが含まれていますが、他のストレスチェック等を使用する場合も、同様に直近の勤務状況についての資料が必要になります。

　筆者は、このチェックシートに「産業医による面接指導を希望するか否か」の質問項目を追加しています。これは、積極的に面接を希望しているかどうかを知るためでもありますが、事業所によっては、法定通りに面接希望者（申出者）しか面接をしていないところがあります。そういう事業所でも、疲労蓄積度チェックは、時間外労働が月 100 時間超え（または 80 時間超え）の従業員全員にしてもらいます。そして、面接を希望しなかったとしても、疲労蓄積度が高い場合には、産業医から面接を勧めています。

身体状況がわかる資料

　長時間労働は「脳・心臓疾患」との関連性が強いという観点から、面談に際して、健康診断や人間ドックの結果など、身体状況がわかる資料が必要になります。人事労務担当者に健康診断の結果を準備してもらいましょう。

　また、事業所に血圧計があれば血圧を測定してもらってもいいですし、治療中の疾患がある方はお薬手帳を持参してもらうといいでしょう。

　産業看護職がいる職場では、事前に自覚症状や睡眠状況、往復の通勤時間、食欲、運動、喫煙、飲酒などについて問診を行い、シートに記載してもらえば有効な資料になります。

　「**心身の健康状況、生活状況の把握のためのチェックリスト**」（書式 3.2）が厚生労働省のホームページに掲載されています。面接時に参考にしてください。

長時間労働者のリスト

　面接対象者個人の資料は前述の2つのみですが、それらに加えて、人事労務担当者から事業所全体の長時間労働者のリストを事前に提出してもらいます。

時間外労働が月100時間を超えた者のリスト （労働安全衛生規則第52条の2関係）

氏　名	部　署	当月の 時間外労働	前月の 時間外労働	面接予定	疲労の蓄積の 状況
□□ □□	○○課	102時間	78時間	あり	0, 1, 2, 3
□□ □□	○○課	105時間	92時間	あり	0, 1, 2, 3
□□ □□	○○課	112時間	68時間	あり	0, 1, 2, 3
□□ □□	△△課	106時間	70時間	なし	0, 1, 2, 3

　平成29年6月より、産業医制度等に係る省令改正により、時間外労働100時間超えの者については、担当者より氏名と勤務状況が報告されることになりました。

　――事業者は、毎月1回以上、一定の期日を定めて、休憩時間を除き1週間当たり40時間を超えて労働させた場合におけるその超えた時間の算定を行ったときは、速やかに、その超えた時間が1月当たり100時間を超えた労働者の氏名及び当該労働者に係る超えた時間に関する情報を産業医に提供しなければならないものとする（労働安全衛生規則第52条の2関係）

　同じ部署に長時間労働者が何人もいる場合は、個人的に時間外労働を制限するだけでは、本当の解決になりません。むしろ多忙な職場の従業員の残業を制限することにより、残った他の従業員の残業を増やすことになってしまいます。

　個人の時間外労働だけでなく、部署ごとの時間外労働時間も確認し、検討する必要があると考えます。

書式 3.1

疲労蓄積度のチェックリスト

部署：＿＿＿＿＿＿＿＿＿＿＿＿＿＿＿＿＿

名前：＿＿＿＿＿＿＿＿＿＿＿＿＿＿＿　記載日：平成　　年　　月　　日

（1）最近1か月間の自覚症状について、各質問に対し最も当てはまる項目をチェックしてください。

1. イライラする	□ ほとんどない（0）	□ 時々ある（1）	□ よくある（3）
2. 不安だ	□ ほとんどない（0）	□ 時々ある（1）	□ よくある（3）
3. 落ち着かない	□ ほとんどない（0）	□ 時々ある（1）	□ よくある（3）
4. ゆううつだ	□ ほとんどない（0）	□ 時々ある（1）	□ よくある（3）
5. よく眠れない	□ ほとんどない（0）	□ 時々ある（1）	□ よくある（3）
6. 体の調子が悪い	□ ほとんどない（0）	□ 時々ある（1）	□ よくある（3）
7. 物事に集中できない	□ ほとんどない（0）	□ 時々ある（1）	□ よくある（3）
8. することに間違いが多い	□ ほとんどない（0）	□ 時々ある（1）	□ よくある（3）
9. 仕事中、強い眠気に襲われる	□ ほとんどない（0）	□ 時々ある（1）	□ よくある（3）
10. やる気が出ない	□ ほとんどない（0）	□ 時々ある（1）	□ よくある（3）
11. へとへとだ（運動後を除く）	□ ほとんどない（0）	□ 時々ある（1）	□ よくある（3）
12. 朝、起きた時、ぐったりした疲れを感じる	□ ほとんどない（0）	□ 時々ある（1）	□ よくある（3）
13. 以前とくらべて、疲れやすい	□ ほとんどない（0）	□ 時々ある（1）	□ よくある（3）

〈自覚症状の評価〉　各々の答えの（　）内の数字を全て加算して下さい。　　合計　　点

| Ⅰ | 0～4点 | Ⅱ | 5～10点 | Ⅲ | 11～20点 | Ⅳ | 21点以上 |

（2）最近1か月間の勤務の状況について、各質問に対し最も当てはまる項目をチェックしてください。

1. 1か月の時間外労働	□ ない又は適当（0）	□ 多い（1）	□ 非常に多い（3）
2. 不規則な勤務（予定の変更、突然の仕事）	□ 少ない（0）	□ 多い（1）	－
3. 出張に伴う負担（頻度・拘束時間・時差など）	□ ない又は小さい（0）	□ 大きい（1）	－
4. 深夜勤務に伴う負担（★1）	□ ない又は小さい（0）	□ 大きい（1）	□ 非常に大きい（3）
5. 休憩・仮眠の時間数及び施設	□ 適切である（0）	□ 不適切である（1）	－
6. 仕事についての精神的負担	□ 小さい（0）	□ 大きい（1）	□ 非常に大きい（3）
7. 仕事についての身体的負担（★2）	□ 小さい（0）	□ 大きい（1）	□ 非常に大きい（3）

★1：深夜勤務の頻度や時間数などから総合的に判断して下さい。深夜勤務は、深夜時間帯（午後10時－午前5時）の一部または全部を含む勤務を言います。

★2：肉体的作業や寒冷・暑熱作業などの身体的な面での負担

〈勤務の状況の評価〉各々の答えの（　）内の数字を全て加算してください。　　合計　　点

| A | 0点 | B | 1～2点 | C | 3～5点 | D | 6点以上 |

※本書に掲載されている書式（Word形式・PDF形式）を一括ダウンロードできます。詳しくは巻末をご覧ください。

(3) 総合判断

次の表を用い、(1) 自覚症状の評価、(2) 勤務の状況の評価結果から、仕事による負担度の点数（0～7）を求めてください。

仕事による負担度点数表

		勤務の状況			
		A	B	C	D
自覚症状	Ⅰ	0	0	2	4
	Ⅱ	0	1	3	5
	Ⅲ	0	2	4	6
	Ⅳ	1	3	5	7

※ 上記（1）、（2）のチェックリストでは、糖尿病や高血圧症等の疾病がある方の場合は判定が正しく行われない可能性がありますので、「心身の健康状況、生活状況等の把握のためのチェックリスト（例）」（23頁）等のチェック結果も含めて評価を行ってください。

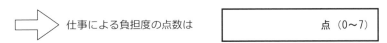

仕事による負担度の点数は　　　　点（0～7）

判定	点数	仕事による負担度	面接指導結果報告書の「疲労の蓄積の状況」欄との対応関係
	0～1	□ 低いと考えられる	0
	2～3	□ やや高いと考えられる	1
	4～5	□ 高いと考えられる	2
	6～7	□ 非常に高いと考えられる	3

※ 点数が4点以上の場合は仕事の負担度が高いと考えられます。

血圧：　　　　　／

産業医による面接指導：　希望する　・　希望しない

http://www.mhlw.go.jp/bunya/roudoukijun/anzeneisei12/dl/151124-04.doc（加筆）

書式 3.2

心身の健康状況、生活状況の把握のためのチェックリスト

・労働者に直接質問し、聞き取った結果を記入し、評価します。定期健康診断の結果も活用しましょう。ただし、**理学的・神経学的所見欄**（下記の※）は必ず医師が行う必要がありますが、それ以外は他の産業保健スタッフの協力を得ても構いません。

■現病歴（基礎疾患）　☐ 特になし
☐ 高血圧、☐ 糖尿病、☐ 脂質異常症（高脂血症）、☐ 肥満、
☐ 痛風ないし高尿酸血症、☐ 脳血管疾患、☐ 虚血性心疾患、☐ 不整脈（　　　　　）、
☐ 肝疾患（　　　　）、☐ 腎疾患（　　　　）、☐ がん（　　　　）、
☐ その他（　　　　　　　　　　　）

罹患経過：発症　　　　　　年頃　その後の受療（☐ あり、☐ なし）

■定期健康診断などの所見（受診日：　　　年　月　日）

■主訴、自覚症状　☐ 特になし
☐ 頭痛・頭重、☐ めまい、☐ しびれ、☐ 歩行障害、☐ 動悸、☐ 息切れ、☐ 胸痛、
☐ むくみ、☐ 抑うつ気分、☐ 興味・意欲の低下、☐ 不安感、☐ 思考力の低下、
☐ もの忘れ、☐ 食欲低下、
☐ 不眠（入眠障害・断続睡眠・中途覚醒、早朝覚醒、熟睡感喪失など）、☐ 疲労感
☐ その他のストレス関連疾患（心身症）（　　　　　　　　　　　　　　　）

疲労蓄積の症状および本人が考えている疲労蓄積の原因

症　状	
原　因	

■生活状況（アルコール、たばこについては、最近の変化についても確認）

アルコール	☐ 飲まない　☐ 飲む　☐ 機会飲酒 ☐ ビール大びん（換算）　本／日（　日／週） 最近の変化：（　　　　　　　　）
タバコ	☐ 吸わない　☐ 吸う　本／日×　年 最近の変化：（　　　　　　　　）
運動	☐ 特にしない　☐ つとめて歩く程度　☐ 積極的にする
食習慣 （複数チェック可）	☐ 肉が好き　☐ 魚が好き　☐ 野菜が好き　☐ 特にない ☐ 塩辛いものが好き　☐ 甘いものが好き　☐ 薄味が好き
睡眠時間	1日あたり　平日：　　時間　／　休日：　　時間

■一般生活におけるストレス、疲労要因：

■検査所見等：事後措置の意見・保健指導に役立てます。

検査所見	血圧	／　　　　mmHg
	脈拍	／分　不整脈：☐ なし　☐ あり（　　　）
	体重	kg
	身長	cm　BMI：　　　腹囲：　　cm
	その他	
理学的所見 ※		
神経学的所見 ※		
その他		

www.mhlw.go.jp/bunya/roudoukijun/anzeneisei12/dl/151124-05.doc

第3章　長時間労働者への面接指導と事後措置

面接指導結果報告書および意見書

　産業医は、面接指導した内容についての報告書、およびその結果を踏まえての就業上の措置にかかる意見書を作成します。この報告書および意見書は、健康診断結果と同じ扱いで、5年間の保管が義務づけられています。

　報告書および意見書の様式は、厚生労働省のホームページで公開されています。「長時間労働者用」（書式3.3）と「長時間労働者・高ストレス者兼用」（書式3.4）の2種類があります。

　この様式を参考にして、書式3.5のように、各事業所に合った独自のフォーマットを作成してもいいでしょう。

事業者への報告について本人の承諾を得る

　ここで注意していただきたいのは、面接指導の結果を人事労務担当者や職場の上長に報告する旨を、面接対象者である本人に説明することです。

　面接の結果、作成した報告書・意見書は、事業所に提出し、5年間保管されることも伝えましょう。プライベートな意味合いの強い健康相談と異なり、法律に基づいた面接であり、パブリックな意味合いが強いことを強調します。

　また、面接中に聴取した内容のうち、事業者に報告すべきこと、また報告した方がよいと考えられる事項についても、最後に本人の承諾を得ます。本人が拒否した場合は、その内容について人事労務担当者や上長に報告するべきではありません。ただし、本人の安全や健康を確保するために必要不可欠な場合は、事業者が適切な処置を講じられる範囲を限定し、その範囲について本人に説明し、承諾を得るようにしましょう。

【長時間労働者用】

面接指導結果報告書				
対象者	氏名		所属	
			男・女	年齢　　歳
勤務の状況 （労働時間、 労働時間以外の要因）				
疲労の蓄積の状況	0.　　　1.　　　2.　　　3. （低）　　　　　　　　　（高）			
その他の心身の状況	0. 所見なし　　1. 所見あり（　　　　　　　　　　　　　　　）			
面接医師判定	本人への指導区分 ※複数選択可	0. 措置不要 1. 要保健指導 2. 要経過観察 3. 要再面接（時期：　　　　　　） 4. 現病治療継続　又は　医療機関紹介		（その他特記事項）

就業上の措置に係る意見書			
	就業区分	0. 通常勤務　　1. 就業制限・配慮　　2. 要休業	
就業上の措置	労働時間の短縮 （考えられるものに○）	0. 特に指示なし	4. 変形労働時間制または裁量労働制の対象からの除外
		1. 時間外労働の制限　　　　時間／月まで	5. 就業の禁止（休暇・休養の指示）
		2. 時間外労働の禁止	6. その他
		3. 就業時間を制限 　　時　分　～　　時　分	
	労働時間以外の項目 （考えられるものに○を付け、措置の内容を具体的に記述）	主要項目　a. 就業場所の変更　b. 作業の転換　c. 深夜業の回数の減少　d. 昼間勤務への転換　e. その他	
		1)	
		2)	
		3)	
	措置期間	日・週・月　　又は　　　年　月　日～　　年　月　日	
	医療機関への受診配慮等		
	その他 （連絡事項等）		

医師の所属先	年　　月　　日（実施年月日）	印
	医師氏名	

http://www.mhlw.go.jp/bunya/roudoukijun/anzeneisei12/dl/151124-02.doc

書式 3.4

【兼用】 長時間労働者関係 ・ 高ストレス者関係 　【該当するものに○】

面接指導結果報告書

対象者	氏名		所属		
			男・女	年齢	歳

勤務の状況 （労働時間、 労働時間以外の要因）	
疲労の蓄積の状況 【長時間労働者のみ】	0. 　　1. 　　2. 　　3. （低）　　　　　　　（高）
心理的な負担の状況 【高ストレス者のみ】	（ストレスチェック結果） A.ストレスの要因　　　　点 B.心身の自覚症状　　　　点 C.周囲の支援　　　　　　点	（医学的所見に関する特記事項）
その他の心身の状況	0. 所見なし　　1. 所見あり（　　　　　　　　　　　　　　　）

面接医師判定	本人への指導区分 ※複数選択可	0. 措置不要 1. 要保健指導 2. 要経過観察 3. 要再面接（時期：　　　　　　　） 4. 現病治療継続　又は　医療機関紹介	（その他特記事項）

就業上の措置に係る意見書

就業区分	0. 通常勤務　　1. 就業制限・配慮　　2. 要休業

就業上の措置	労働時間の短縮 （考えられるものに○）	0. 特に指示なし	4. 変形労働時間制または裁量労働制の対象からの除外
		1. 時間外労働の制限　　　　時間／月まで	5. 就業の禁止（休暇・休養の指示）
		2. 時間外労働の禁止	6. その他
		3. 就業時間を制限 　　時　分　～　　時　分	
	労働時間以外の項目 （考えられるものに○を付け、措置の内容を具体的に記述）	主要項目　a. 就業場所の変更　b. 作業の転換　c. 深夜業の回数の減少　d. 昼間勤務への転換　e. その他	
		1)	
		2)	
		3)	
	措置期間	日・週・月　又は　　　年　月　日～　　年　月　日	

職場環境の改善に関する意見 【高ストレス者のみ】	
医療機関への受診配慮等	
その他 （連絡事項等）	

医師の所属先		年　月　日（実施年月日）	印
	医師氏名		

※本書に掲載されている書式（Word形式・PDF形式）を一括ダウンロードできます。
　詳しくは巻末をご覧ください。

書式 3.5

面接指導結果報告書

氏　名		職員番号	
		所　属	
年　齢	歳	性　別	男　・　女

対象月	2017年　　月	（時間外労働時間）
時間外労働時間	＿＿＿＿時間／月	先月　（　　月）：＿＿＿＿時間／月 先々月（　　月）：＿＿＿＿時間／月

面接結果	☐ 健康診断（人間ドック含む）結果票添付（参考）				
	疲労の蓄積状況	0. なし	1. 軽	2. 中	3. 重
	診断区分	0. 異常なし	1. 要観察	2. 要治療	
	就業区分	0. 通常勤務	1. 就業制限	2. 要休業	
	産業医所見（診断内容等）				

就業上の措置	労働時間の短縮	0. 特に指示なし
		1. 時間外労働の制限　＿＿＿時間／月　　　月まで
		2. 時間外労働の禁止
		3. 就業時間を制限　＿＿＿時　　分　〜　＿＿＿時　　分
	労働時間以外の項目（具体的に記述）	
	措置期間	＿＿＿＿日　・　週　・　月

面談実施日	2017年　　月　　日
産業医	○○○○クリニック　　○○○○

※**本書に掲載されている書式（Word形式・PDF形式）を一括ダウンロードできます。詳しくは巻末をご覧ください。**

第3章　長時間労働者への面接指導と事後措置

医師による面接指導の流れ

1. まず、当該月の時間外労働が規定の時間を超えた従業員およびその上長に、人事労務担当者が面接指導のお知らせをします。そして、産業医面接指導の希望を聴取し、面接希望者（面接指導が義務化されている事業所では面接予定者）とその上長について、面接日の日程を調整してもらいます。健康相談と異なり、面接指導の内容は上長にもフィードバックされます。面接指導の日に上長が不在の場合は、人事労務担当者から上長に報告してもらうようにしてください。

2. 面接対象者の勤務状況や、直近の健康診断結果などの資料を、人事労務担当者に用意してもらいます。

3. 面接対象者に、あらかじめ疲労蓄積度チェック（書式 3.1）を行ってもらいます。治療中の疾患がある方は、お薬手帳を持参してもらいます。産業看護職がいる事業所では、あらかじめ問診をとってもらうといいでしょう。

4. 面接指導を行います。心身の状況（疲労蓄積度、現病歴）、生活の状況（睡眠時間、往復の通勤時間）を問診してください。また、本人の状態だけでなく、職場の業務計画や人間関係、業務の裁量権についてもヒアリングしてください。業務の裁量権がある場合は、産業医が一方的に勤務制限をするよりも、本人に時間外労働が減るよう工夫してもらう方が効果的なことがあります。

5. 面接指導終了後、報告書および就業上の措置に係る意見書を作成し、人事労務担当者や職場の上長に具申します。詳細な内容については、面接中に「この面接内容を職場に伝える旨」の承諾を得たものに限ります。できるだけ面接当日に意見具申すべきですが、法律では1ヵ月以内に意見具申することになっています（法規上は事業所が医師に意見聴取することになっている）。

6. 翌月の衛生委員会で、面接指導の対象者数や事後措置を行った者について報告し、検討を行います。

第3章　長時間労働者への面接指導と事後措置

リスク評価の手順

長時間労働者への面接指導は、「脳・心臓疾患」との関連性が強いという観点からリスク評価を行います。日本高血圧学会の高血圧治療ガイドラインによる手順をもとにリスクを評価し、指導を行います。

高血圧治療ガイドラインによる手順
1. 血圧の評価（表1）
2. 血圧以外の危険因子の評価（表2）
3. 脳・心臓疾患リスクの評価（表3）

表1　血圧の分類

		収縮期血圧		拡張期血圧
正常域血圧	至適血圧	＜120	かつ	＜80
	正常血圧	120〜129	かつ／または	80〜84
	正常高値血圧	130〜139	かつ／または	85〜89
高血圧	Ⅰ度高血圧	140〜159	かつ／または	90〜99
	Ⅱ度高血圧	160〜179	かつ／または	100〜109
	Ⅲ度高血圧	≧180	かつ／または	≧110
	（孤立性）収縮期高血圧	≧140	かつ	＜90

高血圧治療ガイドライン2014年版から作成

表2　高血圧以外の脳・心臓疾患の危険因子

高血圧以外の心血管病の危険因子	メタボリックシンドロームの診断基準（8学会策定新基準, 2005）
1) 年齢（65歳以上） 2) 喫煙 3) 脂質異常症 　低HDLコレステロール血症（＜40mg/dL） 　高LDLコレステロール血症（≧140mg/dL） 　高トリグリセライド血症（≧150mg/dL） 4) 肥満（BMI≧25）（特に内臓脂肪型肥満） 5) メタボリックシンドローム 6) 若年（50歳未満）発症の心血管病の家族歴 7) 糖尿病 　空腹時血糖≧126mg/dL 　負荷後血糖2時間値≧200mg/dL 　随時血糖≧200mg/dL 　HbA1c≧6.5％（NGSP値）	1) 腹腔内脂肪蓄積 　ウエスト周囲径 男性≧85cm 女性≧90cm 　（内臓脂肪面積 男女とも≧100cm^{2}に相当） 　上記に加えて下記のうち2項目以上 2) 脂質値 　トリグリセライド ≧150mg/dL 　かつ／または 　HDLコレステロール ＜40mg/dL 3) 血圧値 　収縮期血圧 ≧130mmHg 　かつ／または 　拡張期血圧 ≧85mmHg 4) 血糖値 　空腹時血糖 ≧100mg/dL

高血圧治療ガイドライン2014年版から作成

表3 診察室血圧とその他の危険因子に基づいた脳・心臓疾患リスクの評価

	Ⅰ度高血圧 140〜159 かつ/または 90〜99 mmHg	Ⅱ度高血圧 160〜179 かつ/または 100〜109 mmHg	Ⅲ度高血圧 ≧180 かつ/または ≧110 mmHg
リスク第1層 予後影響因子がない	低リスク	中等リスク	高リスク
リスク第2層 糖尿病以外の1〜2個の危険因子、または3項目を満たすメタボリックシンドローム	中等リスク	高リスク	高リスク
リスク第3層 糖尿病、慢性腎臓病（CKD）、あるいは臓器障害/心血管病の存在、4項目を満たすメタボリックシンドローム、または3個以上の危険因子	高リスク	高リスク	高リスク

高血圧治療ガイドライン2014年版から作成
注：「予後影響因子」、「危険因子」は、表2「高血圧以外の脳・心臓疾患の危険因子」を参照

冠動脈疾患予防のための管理区分・管理目標値

治療方針の原則	管理区分	脂質管理目標値（mg/dL）			
		LDL-C	non-HDL-C	TG	HDL-C
一次予防 まず生活習慣の改善を行った後、薬物療法の適用を考慮する	低リスク	<160	<190	<150	≧40
	中リスク	<140	<170		
	高リスク	<120	<150		
二次予防 生活習慣の是正とともに薬物治療を考慮する	冠動脈疾患の既往	<100 (<70)*	<130 (<100)*	<150	≧40

日本動脈硬化学会（編）：動脈硬化性疾患予防ガイドライン2017年版, p.54

*家族性高コレステロール血症、急性冠症候群の時に考慮する。糖尿病でも他の高リスク病態（非心原性脳梗塞、末梢動脈疾患（PAD）、慢性腎臓病（CKD）、メタボリックシンドローム、主要危険因子の重複、喫煙）を合併する時はこれに準ずる。

- 一次予防における管理目標達成の手段は非薬物療法が基本であるが、低リスクにおいてもLDL-Cが180mg/dL以上の場合は薬物治療を考慮するとともに、家族性高コレステロール血症の可能性を念頭においておくこと（ガイドライン第5章参照）。
- まずLDL-Cの管理目標値を達成し、その後non-HDL-Cの達成を目指す。
- これらの値はあくまでも到達努力目標値であり、一次予防（低・中リスク）においてはLDL-C低下率20〜30％、二次予防においてはLDL-C低下率50％以上も目標値となりうる。
- 高齢者（75歳以上）についてはガイドライン第7章を参照。

第3章　長時間労働者への面接指導と事後措置

面接指導のポイント

　深刻な人手不足を背景に、過重労働対策は喫緊の問題となっています。マスコミなどで「ブラック企業」と報道されている企業も、この時間外労働の問題が解決できていない企業を指しています。

　長時間労働者の面接指導をしていると、「産業医面談をしていれば、長時間働かせても大丈夫」という考えの人事労務担当者に出会うことがあります。「産業医が通常勤務可と判定したから、来月も長時間労働ができる」、「過重労働の事実はあるが、産業医面談をしたからコンプライアンスはクリアだ」という考え方です。こういう事業所では、得てして時間外労働を削減する工夫がなされていないものです。

面接指導は一番川下の対策

　長時間労働者の面接指導は、最善の対策ではなく、「やむを得ず」の対策だと筆者は考えます。最善の対策は、ずばり「時間外労働をさせないこと」になります。

　これは、産業衛生の３管理のうちの健康管理の立ち位置と同様です。

　３管理のうち、最も重要なものは作業環境管理、次いで作業管理、最後に健康管理です。たとえば有害業務の管理では、まず有害物質を扱わないこと（作業環境管理）が重要です。やむを得ず有害物質を扱う作業がある場合は、健康への影響を最小限にするために保護具を用いて作業を行います（作業管理）。そして、有害物質による健康被害が出ていないかを確認し、万が一健康被害が出ていた場合は、業務替えを行うために健康診断と事後措置を行います（健康管理）。

　この３管理を長時間労働対策に照らし合わせて考えると、作業環境管理は、「時間外労働の削減・撲滅」になります。時間外労働をできるだけ減らすことが、過重労働による健康被害を根源から減らすことになります。長時間労働者の面接指導は、「時間外労働を減らすことができなかった。もしかしたら過重労働による健康被害を起こしているかもしれない。だから面接して事後措置を行う」という、３管理の流れの中で一番川下の対策になるわけです。

残業手当の問題

そうはいっても、現場では時間外労働を減らすのはなかなか困難です。長時間労働が減らない要因として、人手不足のほかに残業手当の問題があります。

面接時に、「残業制限をしないで欲しい。残業手当をもらわないと生活が苦しい」と業種を問わず、色々な現場で懇願されます。また、反対に「自分の給料は年俸制だから、残業手当はもらっていない。会社に迷惑がかからないから別に残業しても構わないだろう」という声も聞きます。

前者の場合は、賃金体系の問題にもなりますので、産業医としては賃金についてはお役に立てないことを本人に伝え、健康で働くことができる状態を続けていく重要性を説明します。また、人事労務担当者に賃金の問題があることを報告して、検討してもらってください。

後者の場合は、過労が引き起こす健康被害について説明し、「労働現場では、自分の健康は自分だけのものではない。健康に留意する義務が労働者にはあること」を伝えます。また、ワークライフバランスについて説明し、仕事だけの人生ではなく、プライベートを充実させ、公私ともにエネルギッシュな生活を送ってもらえるようにお話しします。

睡眠時間だけでなく、通勤時間も聴取する

身体状況を確認する際に、睡眠時間とともに重要なのが通勤時間です。そもそも、脳・心臓疾患やメンタル疾患対策として、長時間労働者に面接指導を行う理由は、睡眠時間とそれらの疾患の発症との関連性が認められたからです。

1日は24時間しかありませんので、長時間労働者は睡眠時間が短い傾向になります。そのため、業務の負担に加え、睡眠不足による健康被害に注意が必要になります。

一方、同じ労働時間でも通勤時間が異なると、睡眠時間も異なります。東京近郊では、片道2時間半かけて通勤している人も少なくありません。片道30分の人と2時間半の人とでは、1日の余暇が4時間も異なります。余暇がすべて睡眠時間に充てられるわけではないでしょうが、プライベートの時間、リラックスできる時間がそれだけ増えることになりますので、疲労蓄積状況も異なってきます。

ですから、ぜひ通勤時間を聴取するようにしてください。「往復の通勤時間は5時間、睡眠時間は3時間」という生活状況の人が少なくないことに驚かされます。

第3章　長時間労働者への面接指導と事後措置

長時間労働者への事後措置（ケーススタディ）

【ケース１】　45歳男性、運送業（運転業務あり）

- 時間外労働：当該月 82 時間　前月 46 時間　前々月 52 時間

- 睡眠時間：5 時間
- 往復通勤時間：3 時間
- 疲労蓄積度：1 点
- 治療中の疾患：高血圧
- 健康診断の結果：尿酸値 7.2、BMI 25.2 以外は正常範囲内
- 喫煙：15 本/日×25 年
- アルコール：週 6 日、日本酒 2 合

　繁忙期のため、一時的に時間外労働が増えてしまった。今月の時間外労働は 40 時間ぐらいになるが、特に疲労は感じていない。毎年この時期は繁忙期なので、忙しくなることが予想できていたし、体調管理もそのつもりで行っていた。血圧は毎朝は測定していないが、会社で測ると 135/85mmHg ぐらい。1 ヵ月ごとに主治医のところに通院している。睡眠は良好。

事後措置

　このケースでは体調管理もされており、疲労も蓄積されておらず、通常勤務としました。ただし、慢性的に月 40 時間ほどの時間外労働が続いていますので、通常勤務とはいえ、今後、時間外労働の削減対策をするよう申し送りをしました。

【ケース1】

面接指導結果報告書

氏　名	○山○男	職員番号	
		所　属	輸送課
年　齢	45 歳	性　別	**男**・女
対象月	2017年 6月	（時間外労働時間）	
時間外労働時間	82 時間／月	先月（ 5 月）： 46 時間／月 先々月（ 4 月）： 52 時間／月	

面接結果	☑ 健康診断（人間ドック含む）結果票添付（参考）				
	疲労の蓄積状況	0. なし	**1. 軽**	2. 中	3. 重
	診断区分	0. 異常なし	1. 要観察	**2. 要治療**	
	就業区分	**0. 通常勤務**	1. 就業制限	2. 要休業	
	産業医所見（診断内容等） 高血圧で月1回治療中。会社での血圧は135/85。 6月は毎年繁忙期のため、本人はそのつもりで体調管理をしている。 睡眠時間は5時間。熟眠感あり、日中の眠気は全くない。 疲労蓄積度も1点であり、本人の疲労の自覚はほとんどない。				

就業上の措置	労働時間の短縮	**0. 特に指示なし**
		1. 時間外労働の制限　　　時間／月　　　月まで
		2. 時間外労働の禁止
		3. 就業時間を制限　　　時　分　〜　　時　分
	労働時間以外の項目（具体的に記述）	
	措置期間	日・週・月

面談実施日	2017年 7月 25日
産業医	○○○○クリニック　　○○○○

【ケース２】 48歳男性　製造業（営業課）

- 時間外労働：当該月88時間　前月78時間　前々月77時間
  営業職のため、週に一度は１～２泊の出張がある

- 睡眠時間：６時間
- 往復通勤時間：２時間30分
- 疲労蓄積度：３点
- 治療中の疾患：高血圧、脂質異常症、高尿酸血症
- 健康診断の結果：血圧178/102、LDLコレステロール184、尿酸値6.8、BMI 29.2
- 喫煙：なし
- アルコール：毎日飲酒　ビール700mL
- 運動：していない
- 食欲：普通

　週に一度は１～２泊の出張（国内）がある。そのため、ときどき治療中の薬を飲み忘れることがある。出張中は客先での仕事になるため、残業はほとんどないが、出張前は準備に追われ、残業が増えてしまう。ここ半年間、時間外労働が月60時間を下回らない状態が続いている。疲労感は感じるものの、仕事にやりがいを感じている。最近、血圧が高くなったのを心配している。

事後措置

　このケースでは、長時間労働の問題もありますが、泊まりの出張があるため、薬を飲み忘れることが多く、血圧およびLDLコレステロールがコントロール不良となっています。
　そこで、時間外労働を改善するとともに、泊まりの出張を禁止し、服薬遵守や生活習慣改善の重要性を知ってもらうために、事後措置を施しました。
　時間外労働については30時間までの制限としました。時間外労働の制限をかけるときは、36協定の限度時間内にしてください。同じ事業所内でも、繁忙期のある部署などでは別途36協定を締結している場合がありますので、人事労務担当者に確認しましょう。

【ケース2】

面接指導結果報告書

氏 名	○谷○夫	職員番号	
		所 属	営業課
年 齢	48 歳	性 別	ⓜ・女
対象月	2017年 4月	(時間外労働時間)	
時間外労働時間	88 時間／月	先月 (3月): 78 時間／月 先々月 (2月): 77 時間／月	

面接結果	☑ 健康診断（人間ドック含む）結果票添付（参考）		
	疲労の蓄積状況	0. なし　1. 軽　2. 中　③. 重	
	診断区分	0. 異常なし　1. 要観察　②. 要治療	
	就業区分	0. 通常勤務　①. 就業制限　2. 要休業	
	産業医所見（診断内容等）		
	高血圧、脂質異常症、高尿酸血症で治療中。 慢性的に長時間労働および出張が続いており、疲労蓄積に加え、 処方薬のアドヒアランスが不良なため、血圧、LDLはコントロール不良。 疲労軽減および生活のリズムを戻すため、今後1ヶ月間は 泊まりの出張禁止、および時間外労働制限（30時間以内／月）とする。 来月フォロー面談とする。		

就業上の措置	労働時間の短縮	0. 特に指示なし ①. 時間外労働の制限　30 時間／月　6月末まで 2. 時間外労働の禁止 3. 就業時間を制限　　時　分　～　　時　分
	労働時間以外の項目（具体的に記述）	泊まりの出張禁止（日帰りの出張は可）
	措置期間	1 　日・週・㊊

面談実施日	2017年 5月 23日
産業医	○○○○クリニック　○○○○

【ケース3】 32歳男性　IT業

- 時間外労働：当該月95時間　前月90時間　前々月85時間
- 睡眠時間：4時間
- 往復通勤時間：2時間
- 疲労蓄積度：3点
- 治療中の疾患：特になし
- 健康診断の結果：中性脂肪352、LDLコレステロール108、血圧132/78
- 喫煙：なし
- アルコール：週3回　ビール350mL
- 運動：していない
- 食欲：普通

　トラブル対応とルーチン業務が重なり、慢性的に長時間労働の状態が続いている。
　睡眠時間は4時間。途中で何度か起きてしまう。睡眠中も仕事の夢を見ており、朝起きたときにぐったり疲れていることもある。休日は、昼過ぎまで寝ている。
　先々週から、朝目覚めてもなかなか布団から出られなくなり、フレックスタイムを使って11時ぐらいに出社している。まだ欠勤はない。
　最近、頭がボーっとして、仕事の効率が悪くなっているのを感じている。

事後措置

　このケースでは、本人は休むことを拒否しており、まずは「時間外労働禁止」としましたが、早めにリカバリーを図るために「要休業」にするのもいいでしょう。
　本人および上長と三者面談をすると、上長から「最近顔色がすぐれず、ボーっとしていることが多い。職場のみんなが心配している。しっかり休んで回復して欲しい」という発言を聞くことがあります。このような場合、本人には、「休むことで職場に迷惑がかかるわけではない、決して業務が回らないわけではない」ということを理解してもらう必要があります。そうした不安を解消してもらい、職場の同僚はむしろ本人の体調を心配していることを伝え、休養について同意してもらいます。
　このケースのように、休むことに対して強い不安を訴えている場合は、まずは時間外労働を禁止し、経過観察します。それでも体調が改善しなかったり、定時に出社できない場合は、次の段階として休業を勧めるというように、段階的に進める方法もあります。その間は、短い期間でのフォローアップが必要になります。また、次回の面談までに症状が悪化する恐れもあるため、睡眠障害に対し早急にメンタルクリニック受診を勧めました。

【ケース3】

面接指導結果報告書

氏 名	○川○雄	職員番号	
		所 属	クラウドグループ
年 齢	32 歳	性 別	**男**・女
対象月	2017年 9 月	(時間外労働時間)	
時間外労働時間	95 時間／月	先月 (8 月): 90 時間／月 先々月 (7 月): 85 時間／月	

面接結果

☑ 健康診断（人間ドック含む）結果票添付（参考）

疲労の蓄積状況	0. なし　　1. 軽　　2. 中　　**3. 重**
診断区分	0. 異常なし　　1. 要観察　　**2. 要治療**
就業区分	0. 通常勤務　　**1. 就業制限**　　2. 要休業

産業医所見（診断内容等）

治療中の疾患はないものの、睡眠障害を訴えている。慢性的に長時間労働が続いており、疲労困憊の状況。最近では朝、布団から起きられなくなっている。
小職より、1週間の休みをとり休養することを申し入れたが、忙しい部署のため、本人は休みたくないという。
まず1ヵ月間、時間外労働を禁止し、来月フォロー面談とする。
また睡眠障害に対し、早急にメンタルクリニック受診を勧めた。

就業上の措置

労働時間の短縮	0. 特に指示なし
	1. 時間外労働の制限　　　　時間／月　　　　月まで
	2. 時間外労働の禁止
	3. 就業時間を制限　　　時　分　～　　時　分
労働時間以外の項目（具体的に記述）	
措置期間	1 日・週・**月**

面談実施日	2017年 10 月 24 日
産業医	○○○○クリニック　○○○○

第3章　長時間労働者への面接指導と事後措置

衛生委員会での報告

　事後措置を行ったら、衛生委員会などで報告を行います。人事労務担当者が報告する場合と、産業医が報告する場合があり、また口頭での報告と、資料を用いて報告する場合があります。いずれにしても、個人が特定されないよう配慮が必要です。

口頭で報告する場合

【例1】

『6月の時間外労働について、100時間超えが2名あり、2名に対し面接指導を実施しました。2名とも心身ともに問題ないと判断し、通常勤務としましたが、今後もできるだけ時間外労働を減らすよう配慮をお願いいたします』

【例2】

『8月の時間外労働について、100時間超えは0名、80時間超えが3名いました。そのうち、面接を希望した1名に対し面接指導を実施しました。起床時に疲れが残っており、肩凝りや頭痛もひどく、そのため眠りが浅い状況になっていましたので、本人および上長と相談の上、来月は時間外労働30時間以内に制限しました』

『この部署は、クレーム対応のために全体的に時間外労働が増えている傾向にあります。人事課とも相談の上、他部署より応援部隊を編成してもらうようお願いしました。来月以降、全体の時間外労働が減少するものと予想しております。また、上長にも、引き続き、部下の健康状態に注意してもらうようお願いしております』

　このように、事後措置の結果だけではなく、時間外労働の実態について衛生委員会で報告し、討議をしてください。前述のように、事後措置を行うということは「後手の対策」です。長時間労働による健康被害の予防は、「時間外労働をできるだけ減らす」ことにほかなりません。衛生委員会で時間外労働の実態を共有し、できるだけ減らす対策を検討してください。

資料を用いて報告する場合

【例1】年度内に一度でも時間外労働が45時間を超えた者の時間外労働時間

職員	所属	4月	5月	6月	7月	8月	9月	10月	11月	平均
A	○○課	52	56	27	25					
B	△△課	48	42	38	43					
C	××課	38	51	49	27					
D	▽▽課	22	20	49	18					
E	☆☆課	32	21	28	48					

（個人が特定されるおそれがあるため、衛生委員会終了後に人事課が資料を回収する）

【例2】月別の時間外労働者数（全部署）

所属	所属	4月	5月	6月	7月	8月	9月	10月	11月
○○課	45～80時間	20名	18名	25名	20名				
	80～99時間	3名	3名	2名	6名				
	100時間超	0名	0名	1名	0名				
△△課	45～80時間	12名	8名	10名	13名				
	80～99時間	2名	4名	2名	3名				
	100時間超	0名	1名	0名	0名				
××課	45～80時間	5名	6名	8名	4名				
	80～99時間	0名	0名	0名	1名				
	100時間超	0名	0名	0名	0名				
▽▽課	45～80時間	9名	12名	18名	14名				
	80～99時間	3名	4名	0名	5名				
	100時間超	1名	0名	2名	0名				
☆☆課	45～80時間	10名	16名	18名	14名				
	80～99時間	9名	10名	3名	8名				
	100時間超	0名	0名	2名	0名				
合計	45～80時間	56名	64名	79名	65名				
	80～99時間	17名	21名	7名	23名				
	100時間超	1名	1名	5名	0名				

3 長時間労働者への面接指導と事後措置【衛生委員会での報告】

【例3】休日出勤がある職場での代休取得状況

	4月	5月	6月	7月	8月	9月	10月	11月
休日出勤者（名）	20	12	30	15				
代休予定日数（日）	48	32	38	32				
代休未取得日数（日）	12	10	8	4				
前年度未取得日数（日）	20	17	12	16				

【例4】時間外労働の実態

時間外労働時間	人数	対応
100時間超え	0	なし
80時間超え	2	○○課1名、××課1名 2名に対して産業医面談実施
2ヵ月連続60時間超え	3	▽▽課2名、□□課1名 2名に対して産業医面談実施

　繁忙期がある職場では、前年度の同じ月と比較すると傾向が見え、対策が立てやすくなります。

　たとえば、次ページに示す事業所では、毎年6月が繁忙期になります。時間外労働100時間超えの者が毎月出ており、残業を減らす対策を平成27年度から始めました。平成28年度は前年同月に比べ減少傾向がみられますが、100時間超えが0名になる月はありませんでした。平成29年になり、100時間超えが0名になる月ができました。また、繁忙期の6月も100時間超えの者は1名いましたが、対前年度では減少傾向がみられます。

　このような表やグラフを活用して、衛生委員会で情報共有してください。

　休日出勤がある職場では、代休を取得するよう励行するのも時間外労働の削減になります。代休を必ず取得できるシステムを作るとともに、毎月の代休取得状況を衛生委員会で報告し、情報共有するといいでしょう。

　過重労働は、労働者の健康管理の問題にとどまりません。事業所の危機管理、経営管理上の課題でもあります。長時間労働者の面接においても、その従業員の健康管理・保健指導を行うだけでなく、できるだけ時間外労働を減らすべく事業所とともに対策を推し進めてください。

長時間労働者の人数

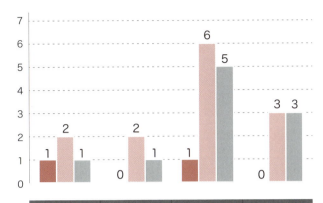

	4月	5月	6月	7月
100時間超え	1	0	1	0
80時間超え	2	2	6	3
2ヵ月連続60時間超え	1	1	5	3

時間外労働100時間超えの人数

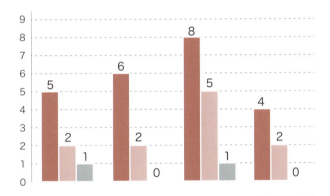

	4月	5月	6月	7月
平成27年度	5	6	8	4
平成28年度	2	2	5	2
平成29年度	1	0	1	0

第4章
職場巡視

第4章 職場巡視

職場巡視の意義

　「職場巡視」は、診察室で患者さんを診る臨床と異なり、現場へ直接赴いて職場環境や作業形態を診る産業衛生の基本でもあり、醍醐味でもあります。

　「巡視」というと、目で見ることだけに思われがちですが、耳で聞いて、鼻で嗅いで、皮膚で触り、雰囲気を感じ取るなど、感覚を研ぎ澄まして巡回することが重要です。

月1回の巡視が義務づけられている

　産業医の業務として、月に一度、職場巡視を実施することが法律で定められています（労働安全衛生規則第15条）。ただし、平成29年6月より、条件によっては2ヵ月ごとの巡視も可能になりました。

　　※**産業医の定期巡視の頻度の見直し**（労働安全衛生規則第15条関係）

　　　少なくとも毎月1回行うこととされている産業医による作業場等の巡視について、事業者から毎月1回以上産業医に所定の情報が提供されている場合であって、事業者の同意がある場合には、産業医による作業場等の巡視の頻度を、少なくとも2月に1回とすることを可能とする。

　　　1．衛生管理者が少なくとも毎週1回行う作業場等の巡視の結果
　　　2．1に掲げるもののほか、衛生委員会等の調査審議を経て事業者が産業医に提供することとしたもの

衛生管理者・安全管理者との情報共有を

　労働安全衛生規則には、月一度の職場巡視が決められているものの、その方法についての詳細は記載されていません。それは、事業所の事業形態、種類や規模によって、巡視内容が異なるためです。

　各事業所にマッチした巡視を衛生管理者（法定で週1回の巡視が義務づけられている）や安全管理者、現場の管理監督者と情報共有しながら行ってください。

　特に、安全管理者が選任されている事業場では、職場巡視は安全管理の観点からも重要になります。産業医は衛生の観点からの巡視になりますが、労災防止という重要な任務を果たすためにも、安全と衛生の両方から職場を診る力を養うためにも、安全管理者と同行して職場巡視を行うことをお勧めします。

第4章　職場巡視

職場巡視の目的

▍労災防止

　労災が起こりそうな環境、作業を見つけ出し、改善します。

　労災が起きた時には、速やかに労災現場を巡視してください。すでに衛生委員会でインシデントレポートが報告されていても、実際に現場を巡視すると、レポートではイメージできなかった危険個所が見えてくることがあります。

　刑事ドラマではありませんが、現場検証は重要です。労災現場には、労災防止のヒントやKYT（危険予知訓練）の教育題材がたくさん埋もれています。ぜひ現場検証をして、今後の労災防止対策に役立ててください。

▍快適な職場環境づくり

　働きやすい職場環境を目指します。

　ここでいう働きやすい職場環境とは、スタイリッシュなデザインとか、最新の機器がそろっているということではありません。安心して働ける、モチベーションが上がる、笑顔で仕事ができる、そういう職場を指しています。

　快適な職場では、安心して働けるので、労災を防ぐことができますし、仕事の効率が上がります。効率が上がれば、残業も減ります。自然とモチベーションも上がり、仕事のやりがいもアップします。1日の1/3を過ごす場所ですので、人生を快適に過ごせると言っても過言ではないでしょう。

　反対に、快適ではない職場とは何でしょうか。狭い、暗い、臭いがする、うるさい職場では、仕事の効率も悪くなり、残業時間が増えてしまいます。快適でないため長時間そこにいたくない気分になり、仕事場にいるのが嫌になります。さらに、メンタル疾患になりやすい、離職につながるという悪いサイクルに陥ることも考えられます。

　このように、職場巡視の目的は、産業衛生の基本そのものでもあります。そのため、産業医の職務の中で唯一、「月一度の巡視」というように頻度まで定められているのです。

　この目的遂行のためのポイントを、以降のページで述べます。

第4章　職場巡視

職場巡視のポイント①　作業および作業環境管理

3管理の観点から、職場を確認する

　職場巡視の際、産業衛生の3管理を頭に入れて巡視を行うと、焦点が絞りやすくなります。産業衛生の3管理とは、「**作業環境管理**」、「**作業管理**」、「**健康管理**」を指します。

　それぞれのチェックポイントは次の通りです。

① 作業環境管理：室温、湿度、騒音、照度、3S活動など
② 作業管理：作業手順、姿勢、保護具など
③ 健康管理：冷蔵庫の中、パントリー（給湯室周り）、喫煙室の状況、救急箱、休憩室、自動販売機の中身など

事務所則に基づく作業環境のチェック

　事務所内の環境を点検するために、事務所衛生基準規則（事務所則）があります。
　事務所則には、大きく分けて「事務所の環境管理」、「清潔」、「休養」、「救急用具」があります。それぞれのチェック項目を**書式4.1**にまとめましたので、チェックリストとして活用してください。
　事務所では、事務所則に基づいて、2ヵ月に一度、職場環境測定を行っています。巡視をするときには、その結果を確認してから現場を回るといいでしょう。
　室温については注意が必要です。特に夏場には「暑い」「寒すぎる」という冷房に対するクレームを同じ職場で耳にすることがあります。快適な温度は個人差がありますので、実測値や気流をもとに改善方法を検討していきます。

書式 4.1

4 職場巡視　職場巡視のポイント① 作業および作業環境管理

	項目		チェックポイント	事務所則	チェック
事務所の環境	空気環境	気積	10 ㎥/人以上か	第 2 条	
		一酸化炭素	50ppm 以下か	第 3 条 2	
		二酸化炭素	5000ppm 以下か	第 3 条 2	
		温度　室温が10℃以下の時	暖房があるか	第 4 条	
		冷房実施の時	外気温より著しく低くないか	第 4 条 2	
		空気調和設備　浮遊粉じん	0.15mg/㎥以下か	第 5 条	
		一酸化炭素	10ppm 以下か	第 5 条	
		二酸化炭素	1000ppm 以下か	第 5 条	
		ホルムアルデヒド	0.1mg/㎥以下か	第 5 条	
		気流	0.5m/s 以下か	第 5 条 2	
		室温	17℃以上、28℃以下か	第 5 条 3	
		相対湿度	40%以上、70%以下か	第 5 条 3	
		測定	2 ヶ月ごとに行っているか	第 7 条	
	燃焼器具	室等の換気	排気筒、換気扇などの換気設備があるか	第 6 条	
		器具の点検	毎日異常の有無を点検しているか	第 6 条 2	
	採光・照明	照度　緻密な作業	300 ルクス以上か	第 10 条	
		普通の作業	150 ルクス以上か	第 10 条	
		粗な作業	70 ルクス以上か	第 10 条	
		採光・照明の方法	明暗の対照が少ないか	第 10 条 2	
		照明設備の点検	6 ヶ月以内ごとに行っているか	第 10 条 3	
	騒音	騒音の防止　事務機器を 5 台以上集中して作業を行わせる場合	専用室は遮音および吸音の機能を持つ隔壁になっているか	第 12 条	
清潔	清掃		大掃除を 6 ヶ月以内ごとに行っているか	第 15 条	
	ねずみ、昆虫等の防除		ねずみ、昆虫等の調査・防除を 6 ヶ月以内ごとに行っているか	第 15 条	
	廃棄物		廃棄物を一定の場所に捨てているか	第 16 条	
	便所	男性用大便所	60 人以内ごとに 1 個以上か	第 17 条	
		男性用小便所	30 人以内ごとに 1 個以上か	第 17 条	
		女性用便所	20 人以内ごとに 1 個以上か	第 17 条	
	被服汚染の作業		更衣設備を設けているか	第 18 条 2	
休養	夜間の睡眠、仮眠		睡眠または仮眠の設備を設けているか	第 20 条	
	50 人以上または女性 30 人以上		休養室または休養所を設けているか	第 21 条	
	持続的立業		いすを備え付けているか	第 22 条	
救急用具の備え付け			負傷者の手当てに必要な用具・材料を備えているか	第 23 条	

※本書に掲載されている書式（Word形式・PDF形式）を一括ダウンロードできます。
　詳しくは巻末をご覧ください。

VDT作業のチェックポイント

現在は、多くの職場にPC機器が設置され、VDT作業が行われています。

VDT作業については、「VDT作業における労働衛生管理のためのガイドライン」が参考になります。このガイドラインも、作業環境管理、作業管理、健康管理を項目別に記載しています。職場巡視では主に作業環境管理、作業管理の項目をチェックします。

ガイドラインの概要を次ページにまとめました。

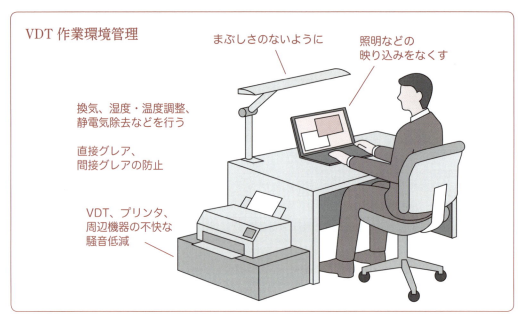

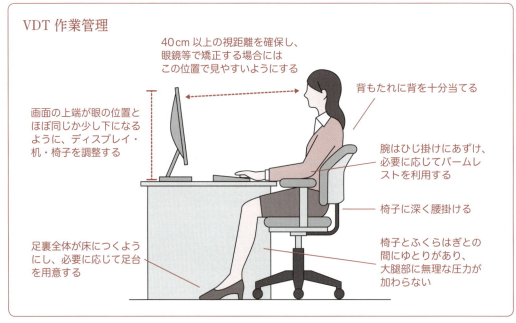

VDT作業における労働衛生管理のためのガイドラインの概要

作業環境管理	(1) 照明および採光 ・室内は明暗の対照が著しくなく、まぶしくない。 ・ディスプレイ画面上の照度は500ルクス以下、書類およびキーボード上は300ルクス以上。 (2) グレアの防止 (3) 騒音の低減措置 (4) その他 　事務所衛生基準規則に定める措置をする。
作業管理	(1) 作業時間等（別表） (2) VDT機器等 　イ　VDT機器の選択 　ロ　デスクトップ型機器 　　・ディスプレイ 　　・入力機器（キーボード、マウス等） 　　・必要に応じ、パームレスト（リストレスト）を利用する。 　ハ　ノート型機器 　　・長時間作業の場合、外付けキーボードを使用する。 　　・必要に応じて、マウス等を利用する。 　　・数字を入力する作業が多い場合は、テンキー入力機器を利用する。 　ニ　携帯情報端末 　　・長時間の携帯情報端末でのVDT作業はできる限り避ける。 　ホ　ソフトウェア 　ヘ　椅子 　ト　机または作業台 (3) 調整 　イ　作業姿勢 　　・椅子に深く腰をかけ、背もたれに背をあて、足裏全体が床に接した姿勢を基本とする。必要に応じて足台を使う。 　　・椅子と大腿部膝側背面との間に手指が入る程度のゆとりがある。 　ロ　ディスプレイ 　　・おおむね40cm以上の視距離を確保する。必要に応じて眼鏡で矯正する。 　　・ディスプレイの上端が眼の高さとほぼ同じか、やや下になる高さにする。 　ハ　入力機器 　ニ　ソフトウェア
VDT機器等および作業環境の維持管理	(1) 日常の点検 　作業開始前または1日の適当な時間帯に点検を行う。 (2) 定期点検 (3) 清掃

別表　VDT作業区分と作業時間管理

作業の種類	作業区分	作業時間	作業の例	作業時間管理	一連続作業時間および作業休止時間
単純入力型	A	1日4時間以上	資料、原稿等からデータ、文章等の入力をする作業	他の作業を組み込む、または他の作業とのローテーションを実施する	一連続作業時間が1時間を超えないようにし、次の連続作業までの間に10〜15分の休止時間を設け、かつ一連続作業時間内において1〜2回程度の小休止を設ける
単純入力型	B	1日2時間以上4時間未満		長時間にわたり行われることのないようにする	
単純入力型	C	1日2時間未満			
拘束型	A	1日4時間以上	コールセンター等における受注、予約、照合等の作業	他の作業を組み込む、または他の作業とのローテーションを実施する	
拘束型	B	1日2時間以上4時間未満			
拘束型	C	1日2時間未満			
監視型	B	1日4時間以上	交通等の監視等の作業、編集、修正等を行う作業		
監視型	C	1日4時間未満			
対話型	B	1日4時間以上	作業者自身の考えにより文章・表等の作成、編集、修正等を行う作業	長時間にわたり行われることのないようにする	作業休止時間および小休止を設けるよう指導する
対話型	C	1日4時間未満	データの検索、照合、追加、修正等を行う作業　電子メールの受信、送信等を行う作業		
技術型	B	1日4時間以上	コンピューターのプログラムの作成・修正等を行う作業		
技術型	C	1日4時間未満	コンピューターにより設計、製図等を行う作業		
その他	B	1日4時間以上	画像診断検査、携帯情報端末、その他ディスプレイを備えた機器の操作等を行う作業		
その他	C	1日4時間未満			

作業環境を整えるための 3S 活動

作業環境を整えるのに効果的な方法として、**3S 活動**があります。

3S 活動とは、「**整理**」「**整頓**」「**清掃**」のことです。ときに「清潔」と「しつけ」を加えて 5S 活動ということもあります。

3S 活動の具体的な内容は、次の通りです。

① **整理**：要るものと要らないものを区別する
② **整頓**：不要なもの、頻繁に使わないものを処分し、要るものをきちんと片付ける
③ **清掃**：きれいな状態を維持する

3S 活動を行うことにより、無駄なものを置かないように在庫を管理するようになります。また、探しものをする時間が省け、業務の効率化が図れます。さらに職場を綺麗に維持しようというモラルも生まれてきます。

職場巡視と健康管理

職場巡視では、健康管理についての指摘も期待されるところです。

事務所則の項目にある仮眠室、休養室、救急箱だけではなく、冷蔵庫の中、パントリー(給湯室周り)、喫煙室や、設置されている自動販売機の中身などもチェックしましょう。

また、長時間労働者や、復職後フォローしている従業員については、職場巡視時に業務中の表情や様子、雰囲気を確認しましょう。

第4章　職場巡視

職場巡視のポイント②　防災管理その他

防災上のチェックポイント

　職場巡視の際、消防法に関連する非常階段、消火器、消火栓、防火扉まわりの確認を行います。筆者は東日本大震災以降、防災の観点から、特に以下の点を強く意識して巡視を行っています。

避難経路の確保

　荷物が乱雑に置いてある職場は、避難経路が確保されず、安全な職場とは言えません。整理整頓ができていないために、地震が起きた時に逃げ遅れてしまうことにならないよう、防災の観点からのチェックが必要です。

　たとえば、廊下や非常扉付近に段ボールの荷物が置いてあると、避難の際につまずきの原因になります。パニック状態では、誰かがつまずくと将棋倒しになってしまい、二次災害を起こしかねません。

　また、本やファイルが山積みになっている机を目にすることがあります。地震で机の上にあるファイルが床に落ちれば、バナナの皮よろしく、滑って転倒してしまいます。「自分の机の上は自分のもの。誰かに迷惑をかけているわけではない」との意見も聞かれますが、非常口から遠い席の人にとっては、避難経路の途中に転倒の危険がはらんでいることになります。他人の避難経路を邪魔しているわけですから、迷惑をかけていると言えます。

　机の下に、段ボールやファイルを置いている人もいます。これでは地震の際に、本人が机の下に身を隠すことができません。避難する際も、椅子を机の中に入れることができませんので、椅子が避難経路の邪魔になり、他人の安全を邪魔することになります。

非常食

　非常食は、どこに何が置いてあるかを誰もが知っている方がいいです。

　そのためには、**3定管理**が効果的です。3定管理とは、3Sのうちの「整頓」を行う方法で、どこに、何が、どれぐらい置いてあるのか、誰でも一目でわかるように表示します。すなわち、「**定位**」（場所）、「**定品**」（品物）、「**定量**」（量）の3つを表示することで、決まった場所に決まった品物を一定量置くことが可能になります。

　製造業のように在庫管理を行う職場では一般的に行われている方法ですが、オフィス職場でも非常食の設置には3定管理を取り入れるといいでしょう。

業務内容の把握

　健康診断の事後措置や、高ストレス者の面接指導、休職者の復職面談の際に、産業医は就業上の配慮について意見を述べます。そのためには、どういう作業環境で、どういう作業をしているか、実際の業務の内容を把握していないと配慮することができません。

　主治医の「診断」と産業医の「意見」の大きな違いは、実際にどういう業務に就いているかを理解しているかどうかです。適切な就業配慮をするためにも、業務の実態を職場巡視中に見て、聞いて、感じてください。

　また、実際に事後措置にて勤務制限中の従業員の様子も、職場巡視の際に確認できます。面談時とは違う、作業中の従業員の表情や雰囲気を確認できる、またとない機会です。声かけをすることで、本人も作業中の生の感想を伝えることができます。

　長時間労働が続いている職場では、全体的にどのような雰囲気かを確認しましょう。活気ある雰囲気なのか、疲労困憊した雰囲気なのか、報告書には現れない空気を肌で感じることが、その後の産業医面談に役立ちます。

従業員とのコミュニケーション

　衛生委員会のメンバーは、産業医がどういう人か、知っているでしょう。しかし、一般の従業員はあまり産業医のことを知らないものです。そのため、健康相談や、高ストレス者の面接指導を勧めても、面識のない産業医との面談は敷居が高くなり、敬遠しがちになります。

　そこで、職場巡視の際に積極的に従業員に声をかけ、産業医のあなたをアピールしてみましょう。職場で産業医の存在が認知されると、職場巡視だけでなく、健康相談、面接指導も行いやすくなります。やがて、従業員の方から、「ここを変えてみたがどうだろう」という相談や、「ここをどうにかして欲しい」というリクエストなど、現場の声を上げてくれるようになります。巡視の際は、ぜひ立ち止まって、現場への声かけをしてみてください。

第4章　職場巡視

巡視計画の立案と巡視前の確認事項

巡視計画の立案

テーマの策定

　　前年度の労災発生状況や、職場巡視の結果をもとに、その年の職場巡視のテーマを衛生委員会で策定します。衛生委員会でスローガンを作成する際に併せて策定すると効率的です。このスローガンを達成するために、このような職場巡視を行う、というふうに文書化するといいでしょう。

年間計画

　　規模がそれほど大きくない事業所では毎回、全職場を巡回する方法もありますが、大抵は時間的に余裕がないため、ピンポイントでの職場巡視になります。そのため、どこを巡視するか、巡視場所を絞って計画を立てます。

　　労災が発生した場合や、作業環境測定の結果が不十分な場合、新たに作業の変更があった場合などは、臨時に職場巡視が必要になります。そのような場合に柔軟に対応できるよう、年間の計画を立てましょう。

同行者を決める

　　嘱託産業医は、特に契約したばかりの時には、どこにどんな作業があるかよくわかりません。ですから、単独の巡視は行わず、同行者を必要とします。この同行者を誰にするのか、どのような形で行うかについて検討します。

　　衛生委員会の委員全員で巡視する、該当職場の委員が同行する、衛生管理者のみが同行する、などのパターンがあります。衛生委員会の時間を使って、職場巡視のパターンを検討しましょう。

日程調整

　　同行者が決まったら、日程を調整します。基本的に産業医の巡視は月1回ですので、同行者の各従業員に日程を合わせてもらいます。

巡視前の確認事項

作業内容や作業工程、作業手順

　職場巡視では、どういう業務をしているのかの確認が必要になります。

　特に製造業では、作業工程を順序だてて巡視する方が、その業務を理解しやすいと思います。事前に作業工程表や見取り図で説明してもらってもいいでしょう。

　一回では理解できなくても、毎月職場巡視を続けることにより、作業内容や作業工程がだんだんつかめてきます。また、作業自体を理解していないと、健診結果の事後措置や就業配慮の判断が難しくなります。職場巡視をすることで、どういう作業をしているのかを具体的に知るようにしてください。

有害物等の取り扱い

　製造業などでは、有害物等の取り扱い作業をしているかを確認し、その物質に適合した特殊健診の結果を確認してください。

　管理B（51ページ）が多くいる職場では、曝露軽減のために対策を講じる必要がありますので、あらかじめ確認をしておくといいでしょう。

作業環境測定の結果

　作業環境測定の結果も、職場巡視の際に重要なデータになります。

　製造業だけでなく、一般のオフィス職場でも2ヵ月ごとに作業環境測定が行われています。職場巡視をする場所だけでもいいので、環境測定結果を確認しておきましょう。

第4章　職場巡視

職場巡視のチェックシート

　職場巡視の前に、あらかじめチェックポイントを列挙したシートを準備しておきましょう。チェックシートを用いることにより、漏れなく確認することができます。
　衛生委員会の委員全員で巡視をする場合は、同じチェックシートを数人の同行者で用いることにより、意見交換がしやすくなります。また、前回巡視時の指摘事項や、その後の改善点があれば、そのポイントについて前回と比較することで職場巡視の効果が確認できます。

　チェックシートに、あらかじめその職場の問題点などの情報が記載されていると、巡視時に従業員に確認することができ、効果的です。
　たとえば、長時間労働者が多い職場では、巡視時にどういう働き方をしているかが確認できます。労災の発生件数が多い職場では、インシデントの原因が改善されているか、その後ヒヤリハットがないかなど、実際にその職場の従業員に聞きながら巡視することができます。
　健康診断でメタボの人が多い職場では、ポテトチップスを食べながら仕事をしている光景を見ることがあります。チェックシート上の問題点を、自分の目で確認してみましょう。

　チェックシートの例を**書式4.2**に示しました。作業の内容により、作業環境管理、作業管理は異なります。そのため、一般事務職と有害物取り扱い作業場とでは、チェックリストも異なります。各作業場でチェックポイントを挙げてもらい、統一リストと作業場別のリストを作ってもいいでしょう。

　職場巡視ではとても役立つチェックシートですが、チェックをこなすだけの巡視にならないように注意してください。

書式 4.2

職場巡視チェックシート

日 時	年　月　日　　：　〜　：		天候	
巡視場所				
巡視者氏名				
巡視同行者				

職場概要	業務内容	
	職員数	計　　人（男性　　人、女性　　人）
	前回巡視日	年　　月　　日
	作業環境測定	全て適正範囲内　・　適正範囲外あり（　　　　）
	労働災害発生	（過去3年間）　無　・　有（　　件）　（内容：　　　　）
	長期休業者の有無	無　・　有（　　人）
	健康診断受診状況	計　　人（男性　　人、女性　　人）、受診率　　％
	長時間労働者数	無　・　有（　　人）

チェック	チェックポイント	前回指摘	気付いたこと
	空気環境は適切か		
	照度は適切か		
	清掃は行き届いているか		
	廃棄物は一定の場所に捨てているか		
	トイレは清潔か		
	休養室は清潔か		
	救急用具は適切に管理されているか		
	AEDは適切に設置されているか		
	机の上、下は整理整頓されているか		
	ロッカー、棚、コピー機、プリンターが固定されているか		
	電気配線、コンセントは安全に管理されているか		
	階段、廊下に物が置かれていないか		
	非常口の表示は適切か		
	消火栓、消火器前に物が置かれていないか		
	VDT作業時の照度が適切か		
	無理のない姿勢で作業できる机と椅子があるか		
	ディスプレイに差し込む光の対策がなされているか		
	冷蔵庫内は整理整頓されているか		
	パントリーが清潔か		
	長時間労働はないか		
	職場のコミュニケーションはとれているか		
	喫煙対策は適切か		

※本書に掲載されている書式（Word形式・PDF形式）を一括ダウンロードできます。
　詳しくは巻末をご覧ください。

第4章　職場巡視

保護具、被服の準備

製造業の職場

　製造業の職場に入るには、適切な保護具が必要になります。**ヘルメット**、**耳栓**、**安全靴**などは、産業医の分も用意してもらってください。必要であれば、制服も用意してもらいましょう。

　製造業の職場を巡視する際、女性の産業医は、スカートではなくズボンで訪問してください。また、階段やタラップでは、ヒールの高い靴は要注意です。

　筆者は産業医になりたての頃、工場長からスカートについて注意を受けたことがあります。現場の従業員は、産業医には言いにくかったのでしょう。上長から工場長に連絡が行き、工場長から筆者に伝えることになったのだろうと思います。以降、現場ではクライアントに気遣いをさせないような服装を心がけています。

　基本的には従業員と同じような服装と靴が望ましいですが、作業場に不慣れな産業医は、巡視の際につまずきや転倒のないよう、ヒールのある靴は控える方が賢明です。普通のオフィス職場でも、スケルトンの階段がある場合は、下にいる従業員に配慮し、スカートではなくズボンがいいと思います。

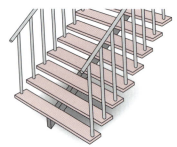

スケルトンタイプの階段に注意

厨房のある職場

　厨房のある職場では、マスク、ヘアキャップが必要です。女性の産業医は、すぐに髪をまとめられるよう、ヘアクリップやヘアゴムを持参するか、あらかじめ髪をまとめて訪問してください。男性は、髭がマスクから出ないよう、髭のお手入れをしてください。

　食品を扱う現場では、髪の毛一本でも混入すると大変なことになります。現場の従業員に気遣いをさせないよう、あらかじめ配慮しましょう。

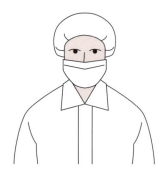

マスクとヘアキャップを着用、髪が出ないようにする

第4章 職場巡視

職場巡視の進め方

チェックシート、デジタルカメラを持参する

　準備を整えたら、同行者とともに職場巡視をします。腕章をつけて職場巡視をしてもいいでしょう。チェックシートをボードに挟み、同行者にはデジカメを持参してもらいます。

挨拶をして入退室する

　職場に入る時は、当然ですが挨拶をして入ってください。腕章をつけていれば「職場巡視だな」とわかりますが、つけていなければ「何だろう」と手を止めてしまうことになります。

　「失礼します。職場巡視です。作業中にお邪魔します」

という感じで入室しましょう。

　挨拶をすることで、職場の雰囲気も良くなります。また、産業医を知ってもらう良い機会でもあります。職場を見させていただく、というスタンスで、退室する時にも「ありがとうございます。お邪魔しました」と挨拶をしましょう。

オペレーション中に巡視をする

　職場巡視は、あくまでも「作業中」の職場を巡視します。オペレーション中に巡視をしますので、作業工程の邪魔にならないよう、そして自分たちの身の安全を確保しつつ巡視を行ってください。前のページで保護具の準備について書きましたが、必ず身を守るために保護具を着用してください。

　ある工場で、作業主任者に説明を受けていたときのことです。騒音作業現場に入るとき、その作業主任者は耳栓をしていませんでした。同行していた安全管理者も耳栓をしていないので、筆者も耳栓なしで騒音現場に入りました。

　あとで作業主任者に、「さっきの現場は耳栓なしで入っていい現場なのでしょうか？」と質問しましたら、「作業中の者はダメです」との答えでした。どうやら、作業をしている従業員は必ず耳栓をするが、巡視者は作業をしていないから耳栓なしで大丈夫という解釈をしていたようです。

　職場巡視のフィードバックの際に、巡視中も騒音作業中であれば耳栓を着用するよう進

言しましたが、「不慣れな産業医の方が、むしろ見えてくるものがある」という一例かと思います。チェックリストにはない項目についても、「どういうことかな？」と不思議に思ったものは、その場で聞いてみましょう。思わぬ対策のヒントになることがあります。

改善点だけでなく、Good Practice（良いところ）を積極的に見つける

　職場巡視中に簡単に改善できそうな問題を発見したら、その場でどんどん改善していきましょう。たとえば、非常扉や消火栓の前に段ボールや荷物が置いてあったり、机に椅子が入っていなかったり、廊下にゴミが落ちていた場合などです。デジタルカメラで改善前と改善後の写真を撮影し、報告書に残してください。

　改善して欲しい点だけでなく、工夫がみられる点、他の職場でも共有すべき点など Good Practice についても積極的に見つけてください。そして、「工夫されていますね」、「他の職場にも使えるアイデアですね」など、できるだけその場で褒めるようにしましょう。職場のモチベーションも上がりますし、さらに快適な職場にしていこうというモラルにもつながります。

　同じ理由で、改善して欲しい点については、その場で発言することは控えましょう。報告書に記載し、衛生委員会などでフィードバックを行うのですが、その際も、問題を指摘するだけではなく、その改善方法を併せて示すようにします。

従業員の直訴にどう対応すればよいか？

　職場巡視中に、「ちょっと相談したいことがあります」と声をかけられることがあります。多くは健康相談のたぐいです。相談の内容が作業に関連するものであれば、報告書に記載し、改善策を講じます。個人的な内容の場合は、記録には残すことはしませんが、その場で解決できない場合や、さらにじっくりと相談すべき内容であれば、後日健康相談に来てもらうようアドバイスします。

　また、「〇〇を設置して欲しいのに希望通りにしてくれない。法律上は必要ですよね？」などと、産業医に陳情にくる人もいます。法律上は必要な設備でも、事業所の予算や色々な理由があって、整備が進んでいない場合もあります。このような時は即答せず、「後で確認してみますね」くらいの応対でいいでしょう。産業医の発言を組合の交渉材料にされては、その後の産業医業務がしにくくなってしまいます。

第4章 職場巡視

有害物取り扱い作業場の巡視

　初めて産業医をされる先生の中には、**有機溶剤**や**特定化学物質**を扱う作業場を受け持つことに腰が引ける方もいらっしゃるかと思います。

　しかし、危険物を取り扱う作業場では、**安全管理者**や**作業主任者**が選任されていますので、産業医の負担は想像するほど大きくはありません。人体に及ぼす危険性は、作業主任者や担当者に聞いてみましょう。化学物質等安全データシート（MSDS）も設置してありますし、ひとつひとつ教えてもらいながら巡視をしていくうちに、徐々に作業の全体像が見えてきます。有害物取り扱い作業場だからと躊躇せず、職場巡視で教えてもらうというスタンスで、ぜひ請けていただきたいと思います。

産業医ならではのアドバイスを心掛ける

　事業所は、作業主任者の立場ではなく、産業医としてのコメントを求めています。産業医だからこそ見える、アドバイスや質問をすればよいのです。

　たとえば、現場で保護具を着けていない従業員をしばしば見かけます。年配の従業員の中には、保護具を着けないことを職人気質だと思っている人もいます。また、作業服は皮膚吸収を防ぐ観点から長袖なのですが、腕まくりをしている光景をよく目にします。作業主任者や安全管理者は、見慣れた景色なのか、あまり注意をしません。何度か注意するも守られないため、根負けしているのかもしれませんし、先輩の従業員には強く注意できないという事情もあるのでしょう。

　このようなとき、事業所は、産業医からのコメントを強く望んでいます。「産業医から、健康被害を防止するために必ず保護具を着用するよう指摘された」、「産業医から、袖をまくっていると危険だと指摘された」と現場で指導できるからです。

　「自分たちが注意するよりも、産業医の先生から指導されたと言う方が効果てきめんです。報告書にぜひ書いてください」と懇願されることがよくあります。

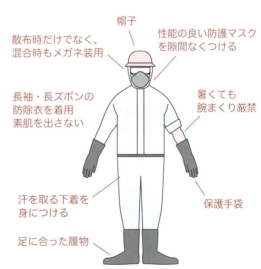

105

第4章 職場巡視

喫煙対策、メタボ対策

喫煙室も巡視の対象

　全面禁煙の職場では問題にならないのですが、分煙をしている職場では、ぜひ喫煙室を巡視してください。衛生管理者も喫煙室の巡視を行っており、喫煙室内の粉じん濃度や気流、換気などの喫煙室内の環境についてチェックしています。産業医の立場からは、喫煙者の確認や、禁煙の啓蒙活動（ポスターなど掲示物の確認）を行います。

　喫煙室近くの席の人に、「タバコの臭いがしますか？」と聞いてみると、喫煙者の服にタバコの臭いがしみこみ、喫煙室から人が出るたびに臭いが充満する、喫煙室での私語がうるさい、といったクレームが聞かれることがあります。このような作業環境の課題は、作業環境測定では見えてこないものです。喫煙対策は健康管理の上でも重要な項目ですので、衛生委員会などで計画的に審議しましょう。

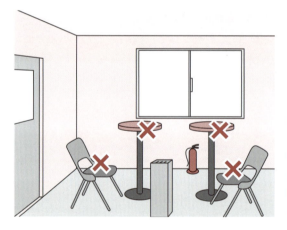

喫煙室内には椅子やテーブルは置かないようにする。
喫煙室内での私語や、書類を持ち込んでの作業はしない。
喫煙室はあくまでも喫煙のみのスペースとする。

職場での間食対策

　メタボの多い職場では、仕事中に間食をしている人がいないかを確認します。製造業では作業しながらの間食はありえませんが、オフィス作業、特に深夜まで時間外労働がある職場では、しばしば見られる光景です。

　オフィス内の自動販売機に飲料だけでなく、お菓子、アイスクリーム、パン、インスタントラーメンまで置かれていることがあります。小腹が空いた頃に間食をしながら作業を

していると、いつの間にかそれが定着してしまい、その作業場の習慣になってしまいます。

　間食の問題は、就業規則との関係で検討が必要になりますので、その場で指摘することは控え、職場巡視のフィードバック時に衛生管理者に確認するか、個別の健康相談の場で指導するようにしてください。

　また、ときどき自動販売機に無糖の飲料が置かれていないことがあります。衛生委員会で、自動販売機の中身について検討するのもいいでしょう。

　冷蔵庫の中身についても、確認してください。

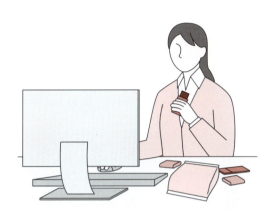

職場での間食は習慣化しやすく、メタボの原因になることを健康相談の場で指導する。

第4章 職場巡視

職場巡視の実際（ケーススタディ）

【ケース1】 労災現場のチェック

　この職場では先月、椅子につまずいて左手首を打撲する労働災害が発生しました。労災現場を確認するため、衛生管理者とその部署の衛生委員とともに職場巡視を実施しました。

　前回の巡視は4ヵ月前に行われ、以下のチェックリストで改善点が指摘されていました。

- 机の上、下は整理整頓されているか
- ロッカー、棚が固定されているか
- 電気配線、コンセントは安全に管理されているか
- 階段、廊下に物が置かれていないか
- 冷蔵庫内は整理整頓されているか
- 長時間労働はないか

　前回の巡視時に固定されていなかったロッカーと棚は、今回、耐震用に壁に固定する工事が施されていました。また、床上にむき出しになっていた電気配線は、配線カバーで覆われていました。

　労働災害に遭った従業員に話を聞くと、急いでプリンターのところへ向かう途中で通路に椅子がはみ出ており、椅子の脚につまずいてしまったとのこと。
　労災現場を見ると、今回の巡視時にも通路に椅子が放置されていました。どうやら、離席している従業員が椅子を机に入れることができず、通路にはみ出しているようでした。机の下には段ボールが置いてあるため、椅子を机の中に入れることができないようです。段ボールの床置きが、机の下だけではなく、廊下にも見られました。

　巡視中に感じた印象として、職場で私語はみられないのですが、シーンと静まり返っており、こちらから挨拶をするも、パソコンから目を離して顔をこちらに向ける人が数人のみでした。

職場巡視チェックシート

日　時	2017年 9 月 12 日　　14：15　～　14：40	天候	雨
巡視場所	4階北オフィス		
巡視者氏名	勝木美佐子		
巡視同行者	○○○○さん（衛生管理者）、□□□□さん（4階北オフィス）		

職場概要	業務内容	営業、事業推進
	職員数	計 32 人（男性 22 人、女性 10 人）
	前回巡視日	2017年　5 月　24 日
	作業環境測定	◯全て適正範囲内◯　・　適正範囲外あり（　　　　）
	労働災害発生	（過去3年間）　無　・◯有◯（ 1 件）　（内容：イスにつまづいた）
	長期休業者の有無	◯無◯　・　有（　　人）
	健康診断受診状況	計 32 人（男性 22 人、女性 10 人）、　受診率 100 ％
	長時間労働者数	無　・◯有◯（ 2 人）

チェック	チェックポイント	前回指摘	気付いたこと
○	空気環境は適切か		
○	照度は適切か		
○	清掃は行き届いているか		
○	廃棄物は一定の場所に捨てているか		
○	トイレは清潔か		
○	休養室は清潔か		
○	救急用具は適切に管理されているか		
○	AEDは適切に設置されているか		
×	机の上、下は整理整頓されているか	×	整理されていない机あり
○	ロッカー、棚、コピー機、プリンターが固定されているか	×	固定済み
○	電気配線、コンセントは安全に管理されているか	×	配線カバーあり
×	階段、廊下に物が置かれていないか	×	廊下に段ボールあり
○	非常口の表示は適切か		
○	消火栓、消火器前に物が置かれていないか		
○	VDT作業時の照度が適切か		
○	無理のない姿勢で作業できる机と椅子があるか		
○	ディスプレイに差し込む光の対策がなされているか		
○	冷蔵庫内は整理整頓されているか	×	
○	パントリーが清潔か		
×	長時間労働はないか	×	長時間労働者あり
×	職場のコミュニケーションはとれているか		しーんとしている
○	喫煙対策は適切か		

4　職場巡視【職場巡視の実際（ケーススタディ）】

【ケース２】 冷蔵庫内の衛生チェック

　先月の職場巡視で、冷蔵庫内に賞味期限切れの食品が乱雑に入っており、その後の改善を確認するための職場巡視です。衛生管理者と２人で巡視しました。

　前回の巡視では、冷蔵庫内にレジ袋のまま入れてある食品が多数あり、中に何が入っているか確認できない状態でした。レジ袋の中を見ると、数週間経過したお惣菜やデザートがあり、衛生的に問題があると指摘しました。また、飲みかけのペットボトルや、賞味期限切れの牛乳が数本見られました。

　巡視後、その職場では冷蔵庫のルールを次のように設定しました。

「レジ袋のまま冷蔵庫に入れない」
「食品を入れる時には、名前と日付を書く」
「毎週金曜日に、当番が賞味期限切れの食品を確認する」

　当日は冷蔵庫のみのフォロー巡視でしたが、庫内は整理・整頓・清掃が行き届いており、清潔な状態でした。
　巡視時間が限られている場合は、このようにポイントを絞っての巡視も１つの方法です。

職場巡視チェックシート

日　時	2017年 7 月 27 日　　15：20　～　15：30	天候	曇り
巡視場所	3階オフィス		
巡視者氏名	勝木美佐子		
巡視同行者	○○○○さん（衛生管理者）		

職場概要		
	業務内容	経理、財務
	職員数	計 42 人（男性 28 人、女性 14 人）
	前回巡視日	2017年　6 月　22 日
	作業環境測定	㊤全て適正範囲内　・　適正範囲外あり（　　　　　）
	労働災害発生	（過去3年間）㊥無　・　有（　　件）（内容：　　）
	長期休業者の有無	無　・　㊥有（ 1 人）　産休中
	健康診断受診状況	計 41 人（男性 28 人、女性 13 人）、受診率 97.6 ％
	長時間労働者数	㊥無　・　有（　　人）

チェック	チェックポイント	前回指摘	気付いたこと
	空気環境は適切か		
	照度は適切か		
	清掃は行き届いているか		
	廃棄物は一定の場所に捨てているか		
	トイレは清潔か		
	休養室は清潔か		
	救急用具は適切に管理されているか		
	AEDは適切に設置されているか		
	机の上、下は整理整頓されているか		
	ロッカー、棚、コピー機、プリンターが固定されているか		
	電気配線、コンセントは安全に管理されているか		
	階段、廊下に物が置かれていないか		
	非常口の表示は適切か		
	消火栓、消火器前に物が置かれていないか		
	VDT作業時の照度が適切か		
	無理のない姿勢で作業できる机と椅子があるか		
	ディスプレイに差し込む光の対策がなされているか		
○	冷蔵庫内は整理整頓されているか	×	
	パントリーが清潔か		
	長時間労働はないか		
	職場のコミュニケーションはとれているか		
	喫煙対策は適切か		

第4章　職場巡視

職場巡視を終えたら

報告書の作成

　職場巡視を終えたら、報告書を作成します。
　報告書の記載について、法令で決まったものはありません。また、報告書の保存についても、長時間労働者や高ストレス者の面接指導と異なり、義務付けられてはいません。
　ですが、労働災害が起きた時に、職場巡視でどのようなことがあったかを報告書で確認することが、労災予防対策の一助になります。また、労働基準監督署が臨検に来た場合も、この報告書が職場巡視を行っていることの記録になります。

　産業医巡視報告書のフォーマットの一例を示しました（**書式4.3**）。
　巡視時にデジタルカメラで撮影した場所や、気になる場所について記載するとともに、改善案も併せて記載してください。改善案がないと、単なるアラ探しに終わってしまいます。指摘するだけで終わりにするのではなく、より良い職場にするための改善案を提案してください。

　報告書の記載例を114ページに示しました。前述のケーススタディに基づいて、観察事項とそれに対する指示や感想、改善案を書いています。職場巡視のチェックシートとあわせて参照してください。

衛生委員会での報告・審議

　お金がかかる改善案の場合は、予算化が必要になります。どんな方法があり、どれぐらいの工期と経費がかかるか、その途中オペレーションを中断しなければならないか、などについて衛生委員会で検討してください。

書式 4.3

産業医巡視報告書

日　時	年　　月　　日　　　：　～　：	天候	
巡視場所			
業務内容			
巡視同行者			
前回巡視日	年　　月　　日		
前回巡回時指摘事項・改善事項			

観察事項	改善指示、良かった点

総　括

産業医　〇〇〇〇　㊞

※本書に掲載されている書式（Word形式・PDF形式）を一括ダウンロードできます。
　詳しくは巻末をご覧ください。

4　職場巡視　職場巡視を終えたら

【ケース1】報告書記載例

産業医巡視報告書

日 時	2017年 9 月 12 日　14:15 ～ 14:40	天候	雨
巡視場所	4階北オフィス			
業務内容	営業、事業推進			
巡視同行者	○○○○さん(衛生管理者)、□□□□さん(4階北オフィス)			
前回巡視日	2017年 5 月 24 日			
前回巡回時指摘事項・改善事項	ロッカーと棚が固定されていない			
	机の上下の整理整頓がされていない			
	冷蔵庫内が整理整頓されていない			
	長時間労働がある			

観察事項	改善指示、良かった点
ロッカーと棚は壁に固定されていた	→ 前回の巡視後、固定工事を実施。
床上の配線が壁際にまとまっていた	→ 前回の巡視後、配線カバーを設置。
机の下に段ボールがあり、イスが入らない	→ 通路上のイスにつまずいて転倒する労災が発生しました。また地震の際、机の下に隠れることができません。
廊下に段ボールが置いてあった	→ つまずきの原因になります。
長時間労働者がいる	
職場がシーンとしていて、挨拶が見られなかった	→ 挨拶は職場の雰囲気を上げ、お互いの体調を見るバロメーターになります。

総 括　労災発生の原因となったイスの問題は、改善していません。机の下が整理されておらず、イスをしまうことができない状況です。

他の人のつまずきの原因になるだけでなく、地震の際に自分の身を守ることもできませんので、机の下は整理してください。

同様に、廊下の段ボールもかたづけてください。

長時間労働の方がいる職場ですので、お互いの体調管理のためにも挨拶を励行してはいかがでしょうか。

産業医　○○○○　㊞

【ケース2】報告書記載例

産業医巡視報告書

日　時	2017年 7月 27日　15：20 ～ 15：30	天候	曇り
巡視場所	3階オフィス		
業務内容	経理、財務		
巡視同行者	○○○○さん（衛生管理者）		
前回巡視日	2017年 6月 22日		
前回巡回時 指摘事項・ 改善事項	冷蔵庫内に食品が乱雑に入っていた レジ袋のまま入っており、中身を確認できない状況であった 賞味期限が切れた惣菜やデザートがあった 飲みかけのペットボトル、牛乳があった		

観察事項	改善指示、良かった点
冷蔵庫内にレジ袋はなかった	→ レジ袋のまま入れるのを禁止した。
すべての食品に名前と日付が記載されていた。冷蔵庫の横に付箋とマジックペンが備え付けられていた。	→ 冷蔵庫に入れるときは名前と日付を書くことにした。ルールを徹底するため、付箋とペンを用意した。
賞味期限切れの食品がひとつも見あたらなかった。冷蔵庫内は清潔に保たれていた。	→ 毎週金曜日に当番が賞味期限切れの食品を廃棄し、庫内を清掃している。

総　括　前回の職場巡視では、冷蔵庫内がレジ袋であふれており、その中から賞味期限切れの食品が見つかり、大量の廃棄を行った。今回は、改善されているかの確認の巡視であった。

前回巡視後、部署で話し合いが行われ、「冷蔵庫ルール」を定めた。

①レジ袋のまま入れない。②名前と日付を書く。③当番（輪番制）が金曜日に賞味期限切れのものを廃棄する。

今回の巡視では、冷蔵庫内は整理整頓され、清潔に保たれていた。

このアイデアは他の職場のお手本になると思われる。ぜひ共有されたい。

産業医　○○○○　㊞

チェックリストの見直しと次年度の計画

　作業工程の変更や、機械の変更などに伴い、職場巡視のチェックリストも変化していきます。また、毎月使用していると、必要と思われる項目、逆に不要と思われる項目も見えてきます。チェックリストは常に見直しを行い、更新していきましょう。

　予算化が必要な案件や、まだ改善されていなものについては、継続して巡視・改善検討が必要になります。次年度の職場巡視のテーマにすると予算が通りやすくなる場合もあります。単調になりがちな職場巡視ですが、PDCAサイクルを通じてスパイラルアップし、さらに快適な職場にしていきましょう。

職場巡視のPDCAサイクル

ACTION（改善）
- 巡視報告書の作成
- 衛生委員会で報告
- 改善に予算化が必要な場合は衛生委員会で審議
- チェックリストの見直し
- 次年度の職場巡視の計画

PLAN（計画）
- 職場巡視のテーマ策定
- 職場巡視の年間計画立案
- 職場巡視の同行者を決める
- 職場巡視の日程調整

CHECK（評価）
- チェックシート、デジタルカメラを持参
- オペレーション中に巡視する
- 挨拶をする
- 声かけをする
- 見る、聞く、嗅ぐ、触る、感じる

DO（実行）
- 作業内容や作業工程の確認
- 有害物等の取り扱いの確認
- 特殊健診結果、特定作業従事者の確認
- 作業環境測定の結果確認
- チェックリストの準備
- 保護具、被服の準備

第5章
メンタルヘルス面談

第5章 メンタルヘルス面談

メンタルヘルス面談の種類

　日本人の5人に1人はうつ病といわれ、働く人の4分の1（25.7％）がメンタル不調を感じたことがある（2014年労働政策研究・研修機構調査）とされる現在、産業医業務におけるメンタルヘルス面談はますます重要になってきています。

　この章では、産業医として依頼されるメンタルヘルス面談を、種類別に解説していきます。産業医がメンタルヘルス面談を依頼されるシチュエーションは、大きく分けて次の3つがあります。

　① メンタル不調者の面談
　② 復職判定面談（まれに休職中の社員の面談相談）
　③ 高ストレス者の面接指導

メンタル不調者の面談

　現在就労中でメンタル不調を訴える社員の面談です。
　メンタル不調を感じている本人が希望してくる希望面談と、上司や同僚から「最近落ち込んでいたり、ボーっとしていたり様子がおかしい」「メンタル不調を疑わせる欠勤や遅刻が増えている」という報告があり、人事によって面談が設定される会社指示面談の2種類に分かれます。
　希望面談は、本人の希望で面談にやってくるため、事業者への報告は本人の了承をとってから行うのが基本です。ただし、事業者に報告しないと本人の健康や生命に大きな影響が及ぶと医師が判断した場合は、この限りではありません。
　会社指示面談は、基本的には事業者の依頼で行う面談ですので、その内容（不調の状態や今後の対処法など）は会社に報告しなければなりません。面談を実施する前に、本人に対して、「この面談の内容は基本的に会社に報告することになりますが、会社に伝えて欲しくないことがあればその都度教えてください。そのことはできるだけ伏せて報告します」と前置きしてから臨むと良いでしょう。

復職判定面談

　休職している社員が復職を希望してきた場合に、産業医の視点で「復職が可能かどうか」を判定する面談です。

　主治医から「復職が可能である」との診断書が提出されたのち、産業医が復職判定面談を行い、最終的に事業者が復職可能かどうかを判定します。復職判定面談は、事業所の指示によって行われる会社指示面談ですので、結果は基本的にすべて事業者に報告します。

　逆に主治医から「休職を要す」との診断書が提出された社員については、事業者は安全配慮義務上、速やかに休職させなければならないため、休職の可否について産業医が関わることはまずありません。

　休職中の社員は、事業者の指揮命令下から離れており、事業所に呼び出して産業医面談を行うことはメンタル不調を悪化させる可能性もあることから、基本的には行いません。しかし、休職者本人が「産業医と相談したい」などと希望してきた場合は、まれに面談を行うことがあります。この場合は希望面談となりますので、事業者への報告には本人の許可が必要となります。

ストレスチェック後の高ストレス者の面接指導

　平成26年12月より労働安全衛生法が改正され、ストレスチェック制度が施行されました。ストレスチェックの結果、「高ストレス」と判定された人が産業医面談を希望した場合は、できる限り早期の対応が求められます。この面談は、**ストレスチェック制度に基づく法定面談**となりますので、基本的には会社に内容を報告し、対処を検討してもらわねばなりません。

　ただし、この面談に対応することは産業医の義務とはされていないため、絶対に応じなければならないというわけではありません。どうしても高ストレス者の面談はしたくないという産業医は、あらかじめ契約の段階で取り決めておくとよいでしょう。

　しかし、産業医の募集要項には「ストレスチェック後の高ストレス者の希望面談対応」が業務として盛り込まれていることが多いため、これを避けていると産業医業務の契約が今後難しくなるのは必至と思われます。

第5章 メンタルヘルス面談

人事労務担当者との打ち合わせ事項

　面談の前後には、人事労務担当者としっかり打ち合わせをしておくことが大切です。筆者は次のような手順を心がけて面談に臨んでいます。

面談の主旨を担当者に確認する

- この面談は本人の希望か、事業者の指示によるものか？
- 事業者の指示ならば、どういった経緯で面談をセッティングすることになったのか？
- 本人の希望ならば、どのような目的で申し込んできたのか？（担当者がわかる範囲で）
- 復職判定面談の場合、事前に主治医から復職可の診断書が提出されているか？

対象者の情報を事前にできる限り入手する

- 勤続年数や職種。どのような地位で、どんな仕事をしているのか？
- 最近大きな異動や昇進などがあったか？
- 長時間労働しがちな人か？　運転業務、高所作業など危険作業に従事していないか？夜間勤務、遠距離出張が頻繁に発生する人なのか？
- 勤怠状況。遅刻、早退、欠勤が増えていないか？
- 今までの仕事ぶりや周りの人の評価。もともと仕事はできる人なのか？　もしくは仕事ぶりに問題がある人なのか？
- 過去に仕事や人間関係でトラブルがなかったか？　休職歴がないか？　その他プライベートで大きなストレスを抱えているという情報があるか？

個人情報の扱いについて

　面談が終了したら、担当者に意見書とともに口頭でも報告します。このとき、職場の上司が同席することもあります。就業上の配慮（残業、夜間勤務、運転業務などについての産業医の意見、アドバイス）とともに、報告書に書ききれない情報があれば伝えます。
　その際、病名やプライベートな事情などの個人情報が含まれますので、必ず守秘義務について確認し共有してください。これらの個人情報は、人事と直属上司レベルまでで留めておきます（場合によっては上司にも伝えない情報もあります）。

第5章 メンタルヘルス面談

メンタルヘルス面談におけるコーチング技法

　メンタルヘルス面談において、産業医に欠かせない能力がコミュニケーション力です。とはいえ、一朝一夕でコミュニケーションは上達しないもの。

　そこで役に立つのが**コーチング技法**です。コーチングは、いわばコミュニケーションのハウツーともいえる方法で、スキル化されているので比較的短期間で効果が出やすいという特徴があります。

　以下に解説する方法は、「メディカルサポートコーチング」として筆者が推奨している、コーチングを活用した医療コミュニケーション技法です。

第一印象に気配りする

　コミュニケーションは第一印象に大きく左右される、ということをご存知ですか？ なぜなら、人は出会い頭に受けた第一印象で、相手の性格や行動を判断してしまうからです。

　たとえば、第一印象が「優しそう」であれば、その人は優しい性格だとレッテル貼りされます。その結果、「あの先生は優しい人だから、本音で話しても大丈夫だろう」とその後の信頼関係を築きやすくなるのです。

　面談対象者が入室してきたら、笑顔でアイコンタクトをとりながら、自分から「こんにちは、産業医の○○です。どうぞよろしく」などと自己紹介しましょう。笑顔には「あなたを歓迎します」いうメッセージを伝え、相手の緊張や不安を和らげる効果があります。まずは柔和な笑顔で迎えてあげてください。

面談の主旨を説明する

　次に面談の主旨と注意事項について確認します。たとえば、次のように説明してから面談を開始すると良いでしょう。

> 「本日は○○さんの復職判定の面談をさせていただきます。面談結果については会社に報告しなければならないので、もし会社に報告して欲しくないことがあったら、その都度おっしゃってください」

> 「本日は○○さんご自身で面談を希望されたとのことですね。希望面談となります

ので、基本的には内容は会社には報告しません。もし○○さんの健康を守るために会社に報告した方が良いことが出てきましたら、そのときは相談しましょう」

3つのコアスキルを意識して会話する

　実際に面談対象者と向かい合って、会話がスタートします。
　事業所でのメンタルヘルス面談は、外来診療と違い、30〜60分くらい長めの時間をもらえることがほとんどです。また、数ヵ月にわたって対象者をフォローすることもよくあります。そのため、相手の話をじっくり聴き、信頼関係を構築していくことが重要なポイントになってきます。

　メディカルサポートコーチング法では、コミュニケーションの基本は、聴くこと、質問すること、伝えることだと考え、これらを3つのコアスキルと呼んでいます。

- まず、相手との信頼関係を築き心の扉を開くために相手の話を聴く
- そして、相手から考えやニーズ、意見を引き出すために質問する
- その上で、相手のニーズや気持ちに合致した情報やアドバイスを伝える

　この一連の流れを意識していれば、一方的にならずに双方向のコミュニケーションの流れを作りやすくなります。

　3つのコアスキルは、それぞれ複数のスキルによって成り立っています。そのなかでも最も有用なスキルを抜粋して、以降のページで紹介します。詳しくは拙著『医者になったらすぐ読む本―医療コミュニケーションの常識とセルフコーチング』（日本医事新報社）でも解説していますので、併せてご参照ください。

第5章 メンタルヘルス面談

面談におけるコアスキル①「聴く」

　面談がスタートしたら、まずは相手の話を「聴く」ことを意識しましょう。
　希望面談ならば、「今日はどのようなご相談ですか？」などと切り出して、相手に自由に話してもらいます。
　会社指示面談では、「最近体調不良で欠勤が増えているようですが、どんな状況なのですか？」とか、「復職を希望されているようですね。体調はいかがですか？」などと問いかけ、相手の話をしっかりと聴きます。
　コーチングでは、普段私たちが会話で行っている「聞く」と「聴く」を明確に区別して考えます。一言でいうと、会話の際、相手の話をありのまま、しっかりと受けとめるのが、「聴く」です。その理想形が、ゼロポジションという名前のスキルです。

ゼロポジションで聴く

　ゼロポジションの聴き方を具体的に説明すると、次のようになります。

- 自分は聴き手に徹する。
- 相手に対する先入観を排除して会話に臨む。「遅刻が多いそうなので、きっとだらしない人だろう」とか「パワハラの疑いがあるらしいので、怖い人に違いない」といった先入観は、自然に態度に現れてしまい、相手の話を制限してしまう可能性がある。
- 聴きながら生じてくる自分の思考を極力抑える。「こうすべきなのに」とか、「それは間違っている」といった批判や評価は抑えながら、まずは相手の話を最後まで聴くことを意識する。
- 相手の話の途中で遮って話し出さない。
- 「しかし」「でも」といった否定的な接続詞をできるだけ使用しない。「それで？」「それから？」という促進型の接続詞を使用する。

　ゼロポジションに近づけば近づくほど、話し手の心の中に「この人は自分の話を批判せず、そのまま受けとめてくれる」という安心感や信頼感が生まれてきます。これは、カウンセラーが使う傾聴に匹敵する方法です。
　限られた面談時間の中で、すべての会話をゼロポジションで聴くことは不可能ですが、「たとえ５分間だけでも相手の話を聴こう」と心がけることが大切です。上記の項目のいく

つかを実行するだけで、相手の満足度は飛躍的に高まります。そして、次の３つの簡単なスキルを合わせて用いると、さらに「聴く」という行為が実行しやすくなります。

ペーシング

　人は「自分と同じ」という感覚を共有すると、親密感や安心感がアップします。ペーシングとは、「同じ」状態を意図的に作り出すスキルです。次のような「同じ」をたくさん作り出すことで、相手との共感性を高める効果があります。

- できるだけ相手の声の調子やテンポ、雰囲気に合わせる。ハキハキと話す人には、こちらもできるだけテンポを合わせる。深刻そうな表情でポツポツと話す人には、こちらも真剣な表情で声のトーンを控えめにしてゆっくり話す。
- 視線を合わせる。視線の高さもできるだけ同じにする。

うなずきと相づち

　「ふ～ん、そうなんですね」「なるほど～」といった感じで、暖かいうなずきと相づちを、意識的に沢山入れてみましょう。それだけで、「あなたの話を受けとめていますよ」「もっと話を聴かせてください」というメッセージとなって伝わります。

オウム返し

　意識して相手の言葉の語尾をそのまま返したり、内容を要約して伝え返します。会話の要所要所でこのスキルを使うことにより、「あなたの話をちゃんと受けとめました」というメッセージになります。次の例のように、上述のペーシングと一緒に使うと、さらに共感性がアップします。

　　社　　員（明るい表情と元気な声で）　「先月よりだいぶ楽になってきました！」
　　産業医（同じような表情と声色で）　「楽になってきたのですね！」

　　社　　員（疲れた表情で）　「いくらやっても終わらないので、毎日残業が深夜まで続き、疲れがとれないんです」
　　産業医（声のトーンを落として）　「仕事が多くて、深夜残業が続いて疲れがとれないのですね」

第5章　メンタルヘルス面談

面談におけるコアスキル② 「質問する」

オープン型質問とクローズ型質問

　答えが「はい」「いいえ」で完了しない質問を、オープン型質問といいます。自分の言葉で答える必要があるために、話が広がりやすいのが特徴です。

　例）「上司との関係はどんな感じですか？」
　　　「最近、お体の調子はいかがですか？」

　これに対しクローズ型質問は、「はい」「いいえ」の一言で答えてしまうため、自分の気持ちを語りにくく、話が広がりません。

　例）「上司との関係は悪くないのですね？」
　　　「最近、調子が悪いのですか？」

　ただ、クローズ型質問には、答えやすいという良い側面もあります。相手が緊張しているときや、会話の冒頭部にはあえてクローズ型質問を活用し、言葉を発しやすい雰囲気を作ったうえで、徐々にオープン型に変えていくとよいでしょう。

塊をほぐす質問

　産業医面談では、聞き慣れない業界用語や、馴染みのない業務の話がしばしば出てきます。そんなときは、小まめに質問しましょう。わからないままにしておくと、いつの間にかイメージのずれが生じ、相互に誤解が生じてしまう可能性があります。
　コーチングではこの質問を「塊をほぐす質問」と呼んで、相手と自分のイメージをすり合わせる重要な作業と考えます。

　社　　員　「上司がこっちの状況お構いなしに数字をどんどん乗せてくるんですよ」
　産業医　「数字というのはノルマのことですか？」

　社　　員　「担当しているクライアントがわがままで困るんです」
　産業医　「たとえばどういうふうに、わがままなんですか？」

　「塊をほぐす質問」を繰り返すことで、相手の就業状況や人間関係が理解しやすくなります。すると、現場にフィットしたアドバイスや意見を提案しやすくなるのです。

第5章　メンタルヘルス面談

面談におけるコアスキル③「伝える」

　前述のように「聴く」⇒「質問する」のステップを経て会話をしていると、相手は「私の話を聴いてくれたから、今度はあなたの言うことにも耳を傾けましょう」という気持ちになるものです。

　そこで初めて産業医からの意見やアドバイスを伝えます。その際、次のようなスキルを意識すると、相手に伝わりやすくなります。

Ｉ（アイ）メッセージを活用する

　人にメッセージを伝えるとき、大きく分けて2つの言い方が存在します。

YOUメッセージ

　「あなたは〜です」「あなたの〜は、〜だ」という言い方です。総じて「あなた」が主語にきます。この言い方は、評価や断定のニュアンスが加わるために、少しきつめに伝わってしまう可能性があります。

　　例）「あなたは不眠が治るまで残業を控えないといけないですね」
　　　　「あなたは食事が不規則すぎますね。健康に悪いですよ」

Ｉメッセージ

　「私は〜だと感じた」「私は〜な気持ちになった」という言い方です。必ずしも「私」が主語にこなくてもよいのです。相手の行為や言葉によって、自分がどんな気持ちになったか、印象を受けたかを伝える言い方だと思ってください。

　　例）「私は、あなたの不眠が治るまで残業を控えた方が良いと思いますよ」
　　　　「あなたの食事が不規則なので、（私はあなたの）健康が心配です」

　例を見れば明らかなように、意見やアドバイスを伝えるときは、Ｉメッセージを使った方が相手にマイルドに伝わるので、相手にとっては受け取りやすくなります。

承認する

　面談に来た社員と信頼関係を構築するコツは、できるだけその人の良さや頑張りを認め、本人に伝えることです。これをコーチングでは「承認する」といいます。
　人は誰でも認められたいと思っていますので、自分のことを認めてくれる相手には自然に心の扉を開いてくれるようになります。
　「承認」は、上っ面だけのお世辞とは違います。相手の話をしっかりと聴いていると、「体調が悪いのに無理して出勤して頑張っているんだ」「責任感がとても強い人なんだな」などと感じるシーンがしばしばあります。その気持ちを、そのまま口に出せばよいのです。

　「体調が悪いのに今まで頑張ってこられたんですね」
　「責任感がとても強い方なんですね」

と伝えるだけで立派な承認です。

　上述のⅠメッセージを活用して、

　「体調が悪いのに今まで頑張ってこられて凄いなあと（私は）思いました」
　「あなたの責任感の強さに（私は）感服します」

などとⅠメッセージで伝えても良いでしょう。

　以上、コミュニケーションの簡易スキルであるコーチングの基本を簡単にご紹介しました。ここで紹介した会話術は、メンタルヘルス面談だけでなく、過重労働面談、健康指導などあらゆる産業医面談にも応用できます。
　コミュニケーション術やコーチングに関するビジネス本は、数多く出版されています。それらに目を通すことで、さらなるスキルアップのヒントが見つかるかもしれません。

　次節からは、いよいよメンタルヘルス面談の実際の流れを解説していきます。

第5章　メンタルヘルス面談

メンタル不調者面談①　面談の目的

　本人もしくは事業者から「メンタル不調があるので面談して欲しい」と言われた場合、まずチェックしなければならないのが、現代の職場で頻発している抑うつ状態（うつ病）、不眠症、パニック障害などのメンタル症状の有無です。

　まずは笑顔で相手を迎え入れ、自己紹介ののち、面談の主旨を説明しましょう。

　「〇〇さんの体調が悪く、お休みが増えていると伺っています。どんな状態か教えていただけますか？」（会社指示面談）

　「今日はメンタルの悩みを相談されたいとのことですね。どんなふうに悩んでおられるのか、お話しください」（希望面談）

　その後はゼロポジションで「聴く」スタンスで、症状や困っている状況について自由に語ってもらいます。ただし、産業医の役割は、「うつ病か？　もしくは躁うつ病のうつ期か？」などと診断することではありません。
　産業医に求められているのは、次の4つのポイントです。

- 抑うつ状態など病的なメンタル症状が実際に存在するかどうかを見極める。

- 医療機関を受診していない社員については、受診が必要かどうかを本人と事業者にアドバイスする。

- すでに医療機関を受診している社員の場合は、その治療状況や主治医の見解を本人を通じてヒアリングし、現在の仕事が安全で負担のないレベルかどうかを産業医の視点で検討する。

- 現在行っている仕事への配慮が必要かどうか、必要な場合はどのような配慮が適切かを、事業者および本人に対してアドバイス・意見する。

第5章 メンタルヘルス面談

メンタル不調者面談②
メンタル症状のチェックポイント

　ひととおり相手の話を聴取したら、次ページに示すチェックポイントを念頭に置きながら、聴取できなかった症状について「質問」して確かめていきます。
　筆者は、これらの質問を行ったのち、どれかの症状があてはまり、かつその症状のために「日常生活や仕事が通常どおり行えていない状況が約2週間以上続いている」と判断したならば、早めに医療機関受診を勧めるようにしています。

抑うつ、倦怠感などのメンタル症状

　表の①〜⑤に示した明らかなメンタル症状や不眠がある場合は、心療内科や精神科受診を勧めます。特に希死念慮がある場合は、即受診が鉄則です。

睡眠障害

　表の⑥に示した入眠困難、中途覚醒、早朝覚醒といった不眠症状は、のちに抑うつ状態に移行する可能性が非常に高いです。そのため、「週に2〜3日以上、不眠症状が1ヵ月継続して出現している」段階であれば、仮に他のメンタル症状がなく、仕事や生活に大きな影響が出ていなくても、医療機関を受診するように勧めています。受診を嫌がる人には、不眠症状のみの場合は薬局で相談するように説得することもあります。
　あわせて「コーヒー、紅茶、緑茶などのカフェイン飲料をしばらく飲まない」「寝る直前に食事しない、タバコを吸わない、熱い風呂に入らない」「寝る2時間前からスマホなどのIT機器に触らない」「寝室を暗くする」などといった生活習慣のアドバイスも行います。

身体疾患

　表の⑦に示しためまいや胃痛、腹痛、頭痛といった身体症状が合併している場合は、該当する身体科の受診を勧め、器質的疾患の検索を進めます。

メンタル症状のチェックポイント

① 抑うつ気分

「ここ2週間以上、毎日憂うつで落ち込むことが続いていますか？」
「会社へ来るのが毎日かなり辛く、休みや遅刻が増えていますか？」

② 集中力や思考力、仕事の能率の低下

「頭がボーっとして仕事がなかなか進まなくなっていますか？」
「最近目立ってミスが増えてますか？」
「普段より考えがなかなかまとまらず判断力が落ちてますか？」

③ 倦怠感、気力低下

「何もかも面倒くさくて、家事や身の回りのことができなくなっていませんか？」
「体がだるくて何もする気力が湧かず、休みの日も家でゴロゴロしているような状態ですか？」
「今まで楽しかった趣味や家族や友人との外出も面倒くさくなっていませんか？」

④ 罪悪感、希死念慮

「うまくいかないのは自分が悪いからだと、責めて辛くなっていませんか？」
「価値がない人間だ、もう死んでしまいたい、などと感じることがありますか？」

⑤ 食欲低下

「食欲が落ちて、体重が急に減ってませんか？」
「食べたいという気持ちが湧かず、美味しくないのに義務感で食べることが続いていますか？」

⑥ 睡眠障害

「寝つきが悪い、途中で何度も目が覚める、早朝に目覚めて眠れないなどの睡眠トラブルはありませんか？」
「寝ようと思っても十分に眠れない日が週のうち何日ぐらいありますか？」

⑦ その他の体調不良

「ほかに気になる体調不良はありませんか？　頭痛がするとか、胃が痛いとか、お腹が痛いとか、下痢や便秘がひどいとか、めまいがするとか、動悸がするとか、気になることがあれば何でも言ってください」

第5章 メンタルヘルス面談

メンタル不調者面談③　うつ病のスクリーニング

うつ病の前段階で受診を勧め、早期治療につなげる

　筆者が医療機関への受診を勧める基準は、一般的に用いられているうつ病スクリーニングの基準より厳しく、いわゆる「抑うつ状態」の段階です。

　なぜかというと、嘱託産業医の場合は月1回しか訪問しませんので、次に訪問したときさらに悪化している可能性が大いにあるからです。

　うつ病も、他のすべての疾患と同じように、早期発見・早期治療の原則が通用します。軽症のうちに発見して適切な就業制限や業務軽減を行いつつ、治療をスタートさせれば、休職せずに働きながら治癒させることが可能です。そのため「疑わしいと思ったら早めに受診を勧める」というスタンスがベストだと考えています。

一般的なスクリーニング基準では経過観察になってしまう

　一般的によく使われているうつ病スクリーニングと受診勧奨のための基準としては、産業医学振興財団が提供している「長時間労働者への面接指導チェックリスト」の中に示されている「面接によるうつ病等の可能性の評価と受診の要否の判断」（書式5.1）が有名です。あわせて参考にしてください。

　これらを含めたチェックリストは、同財団HPからダウンロードできます。

http://www.zsisz.or.jp/insurance/topics/checklist.html

　ただし、このチェック基準は本格的なうつ病の診断基準に近いものであり、うつ病の前段階である「抑うつ状態」や「不眠症状のみ」の場合は「経過観察」となってしまいます。

　上述したように、抑うつ状態、もしくは抑うつが伴わない不眠症の段階で早めに受診させ治療を行うことが重症化を防ぐ秘訣と考えられます。そのため、筆者は早めに受診を促すことを心がけています。

2　面接によるうつ病等の可能性の評価と受診の要否の判断

「B3　うつ病等の一次スクリーニング」で「危険性が高い」と判定された労働者に対して、次の全ての項目について直接質問し、チェックし事後措置を行う。

A1	この2週間以上、毎日のように、ほとんど1日中ずっと憂うつであったり沈んだ気持ちでいましたか？	☐ いいえ	☐ はい
A2	この2週間以上、ほとんどのことに興味がなくなっていたり、大抵いつもなら楽しめていたことが楽しめなくなっていましたか？	☐ いいえ	☐ はい

A1とA2のどちらか、あるいは両方が「はい」である場合、下記の質問に進む。

この2週間以上、憂うつであったり、ほとんどのことに興味がなくなっていた場合、あなたは：

A3	毎晩のように、睡眠に問題（たとえば、寝つきが悪い、真夜中に目が覚める、朝早く目覚める、寝過ぎてしまうなど）がありましたか？	☐ いいえ	☐ はい
A4	毎日のように、自分に価値がないと感じたり、または罪の意識を感じたりしましたか？	☐ いいえ	☐ はい
A5	毎日のように、集中したり決断することが難しいと感じましたか？	☐ いいえ	☐ はい

A1とA2のどちらか、あるいは両方が「はい」で、A1～A5の回答のうち少なくとも3つ以上「はい」がある。

↓

うつ病の疑いあり

↓

次の（ア）、（イ）のいずれか、あるいは両方が、
（ア）うつ病の症状のために、仕事や生活上の支障がかなりある。
（イ）死にたい気持ちについてたずね、死についての考え、または死にたい気持ちが持続している。

☐ あり　　　　　　　　　☐ なし

↓　　　　　　　　　　　　↓

☐ 専門医療機関への受診を勧める　　　　☐ 保健指導と経過観察
☐ 現在受診中の専門医療機関への
　適切な継続受診を勧める

http://www.zsisz.or.jp/insurance/topics/checklist.html

第5章 メンタルヘルス面談

メンタル不調者面談④ メンタル不調者の業務軽減

　何らかのメンタル症状をキャッチした場合、それが治療一歩手前のレベルであったとしても、それ以上悪化させないための対策が必要です。筆者は次のような手順で、業務量の軽減と業務環境の調整を図っています。

残業制限

　メンタル不調や体調不良が起こっている人が長時間残業をしている場合は、すぐに残業の軽減が必要です。医療機関の受診が必要なレベルの方は、原則としてしばらく残業免除とするのが理想です。

　ただ、大事な案件や納期の迫った仕事を抱えている場合、「残業免除」にしてしまうと、かえって本人がストレスに感じる場合があります。本人と話し合い、「残業を禁止されてしまうとかえって困る」というときには、「1日1～2時間まで。月20時間までは可能」といった軽めの残業制限で様子を見る場合もあります。

業務量の軽減

　残業だけ制限して業務量が減らなければ、時間当たりの業務負荷が高くなり逆効果です。あわせて業務量も軽減してもらうように提案します。

業務環境の調整

　明らかなストレス源がある場合は、それから遠ざけるように業務環境を調整します。たとえば、同僚のパワハラ気味の言動によりメンタル不調に陥っていたり、担当するクライアントが無理難題をふっかけてきてストレスになっている場合は、できるだけ業務上の関わりを減らしたり、距離がとれるように、人事と上司に検討してもらいます。

　すぐに部署異動や業務変更が無理な場合でも、席替えをしてストレス源の同僚から離れただけで症状が改善した例もあります。

受診を継続するためのスケジュール調整

　メンタル不調は身体疾患とは違い、1ヵ月ほど通院しただけでは改善しないことがほとんどです。そのため長期にわたり継続的に通院する必要があります。どうしても業務時間内に受診せざるを得ない場合は、通院が継続できるようにスケジュール調整を行ってもらいます。

第5章 メンタルヘルス面談

メンタル不調者面談⑤
意見書の提出とフォローアップ

意見書の提出

　会社指示面談の場合は、面談終了後、面談の要旨（就業制限・業務調整の内容、医療機関受診の要否など）を意見書もしくは報告書にまとめ、人事労務担当者に提出します。

　その際、口頭でも内容を伝えつつ、確認しながら説明しておくことを心がけましょう。書類のやりとりだけだと、細かいニュアンスが伝わりません。また意見書には書けないような内容があった場合は、このときに情報を伝達します。

　筆者は**書式5.2**のような自由記入形式の意見書（報告書と兼用）を使っています。定型化した方が使いやすいと思われる方は、ストレスチェックの意見書（**書式5.6**）などを改変して利用してもよいと思います。産業医の意見書には法的に決まった書式はありませんので、自分で使いやすいようにアレンジしてください。

フォローアップ面談

　メンタル不調者面談は、たいてい一度では終わりません。医療機関への受診や業務軽減によって症状が回復し、通常勤務が可能となるまでは、定期的にフォローアップ面談を行っていきます。

　筆者は、状態が安定するまでは1ヵ月に一度、状態が安定してきたら2〜3ヵ月に一度のフォローアップ面談を行い、就業上の配慮がほぼ不要な状態になるまでサポートしています。

　フォローアップ面談では、症状の回復の状況や勤務の状況などをヒアリングし、業務環境や業務量の再調整が必要な場合は、随時検討します。面談の内容は、必ず報告書または意見書として事業者に提出しておきましょう。

書式 5.2

産業医 意見書・報告書

平成　　年　　月　　日

事業所名　_____

受診者名　_____

本日面談を実施した結果、下記についてご報告いたします。

（現在の状況）

（産業医見解）

産業医　〇〇〇〇　㊞

※本書に掲載されている書式（Word形式・PDF形式）を一括ダウンロードできます。
　詳しくは巻末をご覧ください。

第5章 メンタルヘルス面談

復職支援①　職場復帰の流れ

　メンタル疾患が急増している昨今、休職していた社員が職場復帰する際に行う復職判定面談は、産業医業務の中で大きな位置を占めています。

　まずは、休職から職場復帰に至る基本的な流れを理解しましょう。そのベースとなるのは、厚生労働省から提供されている「心の健康問題により休業した労働者の職場復帰支援の手引き」です。この手引きによると、下図に示す5つのステップに分けて、職場復帰を支援するように提案されています。

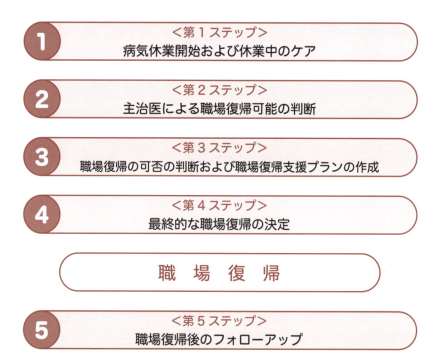

　1～5の各ステップの具体的な内容は、次ページに示すとおりです。

　この「手引き」はあくまでも参考マニュアルであり、産業保健スタッフが充実した支援体制の整った大企業を想定して書かれています。そのため、中小企業では使いづらい内容も散見されます。人事・産業保健スタッフのマンパワーの乏しい事業所では、運用しやすいようにアレンジしていくとよいでしょう。

1 <第1ステップ> 病気休業開始および休業中のケア

- 病気休業開始時の労働者からの診断書（病気休業診断書）の提出
- 管理監督者によるケアおよび事業場内産業保健スタッフ等によるケア
- 病気休業期間中の労働者の安心感の醸成のための対応

2 <第2ステップ> 主治医による職場復帰可能の判断

- 労働者からの職場復帰の意思表示と職場復帰可能の判断が記された診断書の提出
- 産業医等による精査
- 主治医への情報提供

3 <第3ステップ> 職場復帰の可否の判断および職場復帰支援プランの作成

- ア　情報の収集と評価
  - 労働者の職場復帰に対する意思の確認
  - 産業医等による主治医からの意見収集
  - 労働者の状態等の評価
  - 職場環境等の評価
- イ　職場復帰の可否についての判断
- ウ　職場復帰支援プランの作成
  - 職場復帰日
  - 管理監督者による就業上の配慮
  - 人事労務管理上の対応
  - 産業医等による医学的見地からみた意見
  - フォローアップ

4 <第3ステップ> 最終的な職場復帰の決定

- 労働者の状態の最終確認
- 就業上の配慮等に関する意見書の作成
- 事業者による最終的な職場復帰の決定

職　場　復　帰

5 <第3ステップ> 職場復帰後のフォローアップ

- 疾患の再燃・再発、新しい問題の発生等の有無の確認
- 勤務状況および業務遂行能力の評価
- 職場復帰支援プランの実施状況の確認
- 治療状況の確認
- 職場復帰支援プランの評価と見直し
- 職場環境等の改善等
- 管理監督者、同僚等への配慮等

第5章　メンタルヘルス面談

復職支援②　休職の判断と休職中のケア

休職の判断

　主治医から「休職を要す」との診断書が提出された社員は、即日休職させるのが理想です。

　事業所の人事労務担当者が不慣れだと、休職の診断書が出ているにも関わらず、「産業医と面談してから休職してもらう」と産業医訪問日まで勤務させていたり、現場からの要請で数週間も引き継ぎや業務整理のため出勤させていたりすることがあります。

　これは安全配慮義務の観点からも大変危険です。どうしても引き継ぎが必要な場合は、本人と十分に話し合って、体調の良い時間帯に数時間程度出てきてもらい、1～2日程度で終えるように助言しましょう。

　産業医に就任したらすぐに、「休職の診断書が出たら、できるだけ即日休職させてください。休職時の産業医面談は不要です」と担当者に伝えておきましょう。

休職中のケア

　休職に入った社員に対しては、極力仕事から離れて精神的な安静をとってもらうことを最優先にします。主治医から「復職可」の診断書が出るまでは、面談のために事業所に呼び出すことは原則として控えます。休職中は労災が適応されませんし、事業所に来ることで症状が悪化する恐れもあります。

　また、職場の上司や同僚が接触することで、メンタル症状が悪化することがあります。特別に親しい友人関係にある同僚は別ですが、安易に職場の状況や仕事に関する連絡を行わないよう、現場には周知してもらいます。

　とはいえ、職場とのつながりが全くないと、取り残されたように感じて不安になるものです。そこで、本人と業務上の関係のない担当者（多くの場合は総務や人事スタッフ。保健師や衛生管理者、産業カウンセラーなど保健衛生に見識がある人ならばなお良い）を決めてもらい、月1回程度、事務連絡を兼ねて定期的に連絡をとるようにしています。

　なお、休職者が自ら希望した場合は、行き帰りの労災が適応されないことを説明した上で、事業所に来てもらって産業医面談を行うことは問題ありません。

復職支援③　復職判定の考え方

復職の最終判断は事業者が行う

　主治医から「復職可」の診断書が提出されたら、即時復職させなければならないというわけではありません。復職を許可するかどうかは、あくまでも事業者に最終的な決定権があります。

　事業者が復職の可否を決定する上で大きなポイントは、「週5日（もしくは契約している就労日数）、フルタイム勤務ができる体力・気力が回復しているか」を見極めることにあります。

　一部の大企業を除いて、復職後に年単位で社員を軽減勤務させる余力はありません。中小企業の現場はギリギリの人数で回していることが多いので、復職したらできるだけ速やかに通常勤務に戻ってもらいたいと考えている事業所がほとんどです。

　産業医は、事業者が復職の可否判定をスムーズに、かつ合理的に行えるよう医学的見地から意見を提供します。

診断書の内容を確認する

　「復職可」の診断書が提出されたら、まずは人事担当者とともにその内容を確かめましょう。より詳しい情報を知りたい場合は、厚生労働省がひな形として提案している「職場復帰支援に関する情報提供依頼書」（書式5.3）を活用して主治医に情報提供を求めてもよいでしょう。

　主治医が「しばらくは半日勤務程度で様子を見た方がよい」とか「時短勤務ならば復職可」などと、定時勤務を前提としない診断書を書いてきた場合、全面的に従う必要はありません。

　そのような曖昧な診断書を提出してきた場合は、本人を通じて主治医に書面で「定時勤務が可能な状態に回復する見込みが立っていない状態では、復職を許可することができない」旨を事業者もしくは産業医から説明し、通常勤務が概ね可能な状態になるまで休職を延長することも検討します。

　もちろん、復職後にいきなり残業をさせることは体調を悪化させますので、事業所は復職支援プログラムを組んで、無理のない形で通常勤務に戻していきます。ただし、その期間はせいぜい3〜6ヵ月が限度です。復職支援プログラムについては後述します。

復職支援に関する情報提供依頼書

　　　　　_____　先生　御机下

　　　　　　　　　　　　　　　　　　　　　　株式会社　○○○○
　　　　　　　　　　　　　　　　　　　　　　住所　　　○○○○○○○○
　　　　　　　　　　　　　　　　　　　　　　人事部担当　○○○○
　　　　　　　　　　　　　　　　　　　　　　産業医　　　○○○○　　㊞

　このたびの弊社従業員_____の復職支援に際し、下記の依頼事項および別紙実務可否について、情報提供及びご意見をいただければと存じます。
　なお、いただいた情報は、本人の職場復帰を支援する目的のみに使用し、プライバシーには十分配慮しながら人事・保健スタッフおよび産業医が責任を持って管理いたします。弊社の健康管理活動へのご協力をよろしくお願い申し上げます。

（会社記入欄）

休職前の業務について
所属：株式会社　○○○○　　　　　　　氏名：○○○○
業務の具体的内容：就業形態：週5日勤務　勤務時間：　00：00～00：00
9時間拘束　実働8時間　休憩60分　（残業2時間程度あり）

（主治医記入欄）

現在の回復の程度について
治療継続の必要性や今後の治癒の見通しについて
就業の可否について
1．可（従前業務への復帰可）　　2．条件付き可　　3．否
上記2．条件付き可の場合の就業条件
（1）就業時間　（　　　　　　　　　　　　　　　　　　　　　　　）
（2）業務内容　（　　　　　　　　　　　　　　　　　　　　　　　）
（3）就業場所　（　　　　　　　　　　　　　　　　　　　　　　　）
（4）その他、就業上の配慮に関するご意見（再発防止のために必要な注意事項など）
上記のとおり情報を提供いたします。
年　　　月　　　日　　　　所在地
医療機関名
主治医名　　　　　　　　　　　　㊞

（本人記入欄）

私は本情報提供依頼書に関する説明を受け、情報提供文書の作成並びに会社への提出について同意します。
年　　　月　　　日　　　　氏名　　　　　　　　　　　　　　㊞

第5章　メンタルヘルス面談

復職支援④　復職判定面談

　　主治医の診断書の内容を確かめたのち、以下の手順で復職判定を行うと、より正確な判断が行えます。ここでは筆者の手順をご紹介します。

① 主治医の診断書が提出されてから、産業医面談までに1〜2週間の間を空け、その間に本人に「**行動記録表**」（書式5.4）を手書きで記入してもらいます。すでにリワーク等に通っていて、同様の記録を付けている場合は、それを活用します。

② 面談時には、行動記録表をチェックしながら、就労に向けた生活リズムに戻っているかを確かめます。筆者がポイントとしている項目を列挙します。

- 始業に間に合う時刻に起きられているか？
- 日中、昼寝せずに、図書館に行ったり、本を読んだり、体を動かしたりといったアクティブな生活ができているか？　自宅でゴロゴロしていないか？
- 他者とのコミュニケーションに支障が残っていないか？（メンタル疾患の場合、他人と話すことにストレスを感じる傾向が残存していることがあります）
- 入眠はスムーズで（睡眠薬を使用しても可）、起床まで最低6時間以上の連続睡眠がとれているか？
- 食欲が戻り、食事は過不足なく摂取できているか？
- 就労意欲が戻っているか？

③ 上記の基準をクリアできない場合は、さらに2週間から1ヵ月ほど自宅療養してもらい、生活習慣を調整してもらった上で、再度、復職判定面談を行います。

④ 産業医が復職可能と判断したら、意見書を提出します。意見書の書式は、厚生労働省が提供している「**職場復帰に関する意見書**」（書式5.5）をそのまま利用してもいいですし、先に紹介した自由記入形式の意見書（書式5.2）でも構いません。

⑤ 主治医および産業医の意見をもとに、最終的に事業者が復職の許可を出します。休職前と同じ業務への復職が原則ですが、「特定の上司や同僚が明らかなストレス源となってメンタル不調が発生した場合」や「本人が異動を望み、事業所や産業医も異動した方が安全性が高いと判断した場合」は他部署への復職になる場合があります。

書式 5.4

行動記録表　　（氏名　　　　　　　　　）

	AM0	1	2	3	4	5	6	7	8	9	10	11	12	PM1	2	3	4	5	6	7	8	9	10	11
＿月＿日 月曜日																								
＿月＿日 火曜日																								
＿月＿日 水曜日																								
＿月＿日 木曜日																								
＿月＿日 金曜日																								
＿月＿日 土曜日																								
＿月＿日 日曜日																								
【記入例】									朝食	散歩			昼食	新聞 TV	買物						夕食	TV	風呂	読書 TV

※睡眠時間は斜線で記録してください。
※食事・外出・睡眠時間は必ず記入してください。
※記入はすべて手書きでお願いします。

※主治医から復職可能時期が伝えられたら、その後2週間の生活活動を記録してください。
※産業医面談までに時間がない場合は、1週間でもよいので記録してください。
※この記録表は、産業医面談の際に必ず持参してください。

※本書に掲載されている書式（Word形式・PDF形式）を一括ダウンロードできます。詳しくは巻末をご覧ください。

書式 5.5

年　　月　　日

株式会社○○○○　人事労務責任者 殿

職場復帰に関する意見書

　　　　　　　　　　　　　　　　　　　　　　○○事業場
　　　　　　　　　　　　　　　　　　　　　　産業医　　○○○○　㊞

事業場		所属		従業員番号		氏　名		男・女	年齢　歳

目　的	（新規・変更・解除）

復職に関する意見	復職の可否	可　　　　条件付き可　　　　不可
	意見	

就業上の配慮の内容（復職可又は条件付き可の場合）	・時間外勤務（禁止・制限）　　H　　　・交替勤務（禁止・制限） ・休日勤務（禁止・制限）　　　　　　・就業時間短縮（遅刻・早退）　H ・出張（禁止・制限）　　　　　　　　・作業転換 ・配置転換・異動 ・その他： ・今後の見通し：
面談実施日	年　　　月　　　日
上記の措置期間	年　　月　　日　～　　　年　　月　　日

※本書に掲載されている書式（Word形式・PDF形式）を一括ダウンロードできます。
　詳しくは巻末をご覧ください。

5　メンタルヘルス相談【復職支援④　復職判定面談】

第5章　メンタルヘルス面談

復職支援⑤　復職支援プログラムとフォローアップ

　職場復帰が決定したら、復職支援プログラムがスタートします。復職支援プログラムの内容は、事業所の考え方によって様々な違いがあります。
　大企業では、正式に復職を認める前に、「**試し出勤**」といって、休職中の身分のまま、事業所に出てきてもらって簡単な軽作業（パソコン入力練習や自主的な勉強、業界誌の読書など）をしてもらう期間を設定していることがあります。
　しかしながら、筆者が知る限り、中小企業でこの制度を採用している事業所はごくわずかです。理由は、軽作業をするスペースがない、試し出勤中の労働者に対応する職員が確保できない、試し出勤中の事故に対する労災の適応がないためリスク管理が難しい（別途保険に加入する場合あり）などさまざまです。
　産業保健スタッフのマンパワーが乏しい中小企業では、運用しやすくわかりやすいシンプルな復職支援プログラムが好まれる傾向があります。

復職支援プログラムの実践例

　筆者が担当している事業所における復職支援プログラムの一例を示します。

ステップ1	午前中半日の時短勤務を2週間
ステップ2	残業禁止の定時勤務（8時間）を約2ヵ月 ※出張・外出・休日出勤は基本的に禁止。シフト勤務や深夜業務は免除。営業職など外出を伴う職種の場合は、1人で営業先を担当せず、アシスタント的に業務を行う。
ステップ3	残業1日2時間まで月30時間までの残業制限勤務を2ヵ月 ※宿泊を伴う出張やシフト勤務は、本人と相談の上、無理のない範囲で考慮していく。海外出張や深夜業務は禁止。

　上記は一例であり、事業所によってはステップ1の時短勤務を認めないところも増えています。

　なお、復職支援プログラムは、事業所が休職者に対する安全配慮義務の一環として自主的に定めるものであり、法律で定められているわけではありません。
　しかし、厚生労働省「心の健康問題により休業した労働者の職場復帰支援の手引き」にお

いても、「職場復帰後における就業上の配慮」として次のように述べられています。

　　——職場復帰後の労働負荷を軽減し、段階的に元へ戻す等の配慮は重要な対策となる。これらの制度の採用に当たっては、あらかじめ衛生委員会等で審議する等により、ルールを定めておくことが望ましい。

　事業所としては、あらかじめ基本となる復職支援プログラムを制定しておくことが望まれます。基本となる復職支援プログラムがあれば、復職に関連する業務をスムーズに進めることができますし、すべての復職者にフェアな対応ができます。担当する事業所において復職支援プログラムが制定されていない場合は、産業医からも積極的に情報提供して、その制定を勧めていきましょう。

復職後のフォローアップ

　産業医は1ヵ月（または2ヵ月）おきに復職フォロー面談を行い、復職支援プログラムに沿ったステップアップが可能かどうかをチェックします。

　復職当初は体調も安定せず、環境や人間関係に起因するストレスにも過敏になっていることが多いです。本人の話をしっかりと聞いて、環境調整や業務調整をこまめに検討しましょう。

　メンタル疾患の場合、入念な復職判定を行っても、途中で症状が悪化するケースがしばしばみられます。復職後しばらくして症状が再燃することも少なくありません。人事労務担当者から勤怠の様子、業務態度などを報告してもらい、本人の症状・状態をチェックしてください。

　具体的な再燃症状を察知した場合は、本人との面談を通じて状況を確かめたのち、ステップアップを保留したり、前ステップに戻したりといった措置を事業者側と検討していきます。

　また、著しく症状が悪化し、勤務内容・態度に問題が発生した場合や、欠勤・遅刻などの勤怠不良が顕著になった場合は、本人および事業者側と相談しながら（ときには主治医の意見も加え）、再休職を検討する必要があります。

第5章　メンタルヘルス面談

ストレスチェック①
ストレスチェック制度の基礎知識

　平成27年12月から改正労働安全衛生法に基づく「ストレスチェック制度」が義務化されました。労働者に対し、心理的な負担の程度を把握するための検査（ストレスチェック）を実施し、検査結果に基づいて医師による面接指導を行うことなどを事業者に義務付ける制度です。

　この制度の主な目的は、労働者本人に検査結果を通知することにより、自らのストレスの状況について気付きを促す一次予防であり、個人のメンタル不調のリスクを低減させることを目指しています。と同時に、検査結果を集団的に分析し、職場環境の改善につなげていくことも推奨されています。

　この制度の仕組みや、産業医の業務の詳細については、ストレスチェックに関する成書が数多く出版されていますので、それらを参照してください。ここでは、ストレスチェック制度について最低限知っておきたいポイントのみをまとめました。

1	ストレスチェック制度の義務化は従業員数50人以上の事業所が対象。50人未満の事業所は当分の間努力義務（2017年現在）
2	事業主は、対象となる労働者（常時雇用する労働者）すべてにストレスチェックを受ける機会を1年に1度、与えなければならない
3	ストレスチェックを実施する実施者は、医師・保健師および一定の研修を受けた看護師、精神保健福祉士のみが担当できる
4	ストレスチェックの検査結果は、検査を受けた労働者本人、実施者および実施事務従事者（実施者の事務的作業をサポートする事業所の担当者。人事権を持たないことが条件）のみが知ることができる
5	検査結果は、検査を実施した実施者（または実施事務従事者）から直接本人に通知され、本人の同意なく事業者に提供することは禁止
6	検査の結果、高ストレス者に該当する労働者から申出があった場合、医師による面接指導を実施しなければならない ただし面接の申出を理由とする不利益な取扱いは禁止
7	事業者は面接指導の結果に基づき、医師の意見を聞き、必要に応じ就業上の措置を講じなければならない

第5章　メンタルヘルス面談

ストレスチェック②
ストレスチェックと健康診断の違い

　ストレスチェック制度は「心の健康診断」という受け取り方をする人も多いようですが、通常の定期健康診断とは大きく違うポイントがいくつかあります。産業医の立場からみた健康診断との相違点を列挙すると次のようになります。

> 定期健康診断は、事業者に実施の義務が課されており、かつ労働者にも受ける義務が定められている。

> ストレスチェックは、事業者には実施の義務が課されているが、労働者には受けなければいけない義務はない。ストレスチェックを受けるかどうかは労働者の自由意思に任されている。

> 産業医には健康診断結果をチェックし、事後措置や面接指導をする義務（労働安全衛生規則第14条）が課せられている。

> ストレスチェックの実施者業務を担うこと、高ストレス者面接指導を行うことは、法的義務ではない。

※厚生労働省の見解は、「労働安全衛生規則第14条の規程は、産業医がストレスチェックや面接指導等の実施に直接従事することまでを求めているものではありません。ただし、事業場の状況を日頃から把握している産業医が、ストレスチェックや面接指導等の実施に直接従事することが望ましいと考えています」という表現にとどまっています。

> 健康診断結果は、労働者の同意なしに事業者に提供され、産業医がその結果を勘案し就業上の措置を事業者に意見する。

> ストレスチェック結果は、労働者の同意がない限り事業者に提供されない。高ストレス者についても、面談の申し出がない限り、産業医が事後措置を事業者に意見することができない（産業医が実施者でない場合は、産業医も結果を知ることができない）。

第5章　メンタルヘルス面談

ストレスチェック③
嘱託産業医が実施者になるときの注意点

　前ページで述べたように、産業医はストレスチェックの実施者や面接指導を行う法的義務は担っていません。とはいえ、嘱託産業医の契約先から「実施者になって欲しい」「高ストレス者の面接指導を引き受けて欲しい」と頼まれることは必至です。

　新米の産業医にとって、実施者を引き受けるのは荷が重いという人も多いでしょう。筆者の個人的意見ですが、ストレスチェック制度は個人情報の取り扱いが健康診断と違って特殊であるため、制度の中身をしっかり理解しないまま安易に実施者を引き受けることはお勧めしません。

　まずは厚生労働省のホームページでマニュアルを読んだり、解説書を読んだりして、ストレスチェック制度についてしっかりと理解しましょう。

「ストレスチェック制度導入マニュアル」
http://www.mhlw.go.jp/bunya/roudoukijun/anzeneisei12/pdf/150709-1.pdf

「ストレスチェック制度関係 Q&A」
http://www.mhlw.go.jp/bunya/roudoukijun/anzeneisei12/pdf/150507-2.pdf

　実施者の業務そのものは、引き受ける条件さえ定めておけば、嘱託産業医にとってさほど負担の高い業務ではありません。ただし、専属産業医と違って事業所に常駐せず、訪問時間も限られている嘱託産業医が実施者を引き受ける場合は、リスク管理の観点からいくつかの注意点があります。

　そのため筆者は、以下に示すいくつかの条件を提示し、それらをクリアした事業所のみ実施者を引き受けることにしています。

① 産業保健制度や労働法を熟知した EAP 業者のサービスを活用し、その業者に外部実施事務従事者の役割を担ってもらう。

② ストレスチェック票の質問項目に、セクハラ、パワハラ、自殺念慮などの安全配慮義務に関わる項目が含まれていない。

③ 高ストレス者には産業医による面接指導の促しを 2 回以上、外部実施事務従事者を通じて行ってもらう。

148

産業保健制度や労働法を熟知したEAP業者のサービスを活用し、その業者に外部実施事務従事者の役割を担ってもらう

　ストレスチェック制度では、単に検査を実施するだけではなく、事業所内での様々な取り決めやシステム構築を衛生委員会を通じて行わなければなりません。また、ストレスチェックをWebや紙媒体で行う場合、労働者への通知、質問票の回収、高ストレス者への対応などについて事前に綿密な準備をした上で、それを実行する事務作業が多岐にわたり発生します。これらのシステム構築や準備作業、事務作業を、嘱託産業医と事業所の実施事務従事者だけで行うのは、非常に労力や時間がかかります。

　そこで、多くの中小企業は、EAP（Employee Assistance Program；従業員支援プログラム）を提供する業者と契約し、外部実施事務従事者として事務作業やシステム構築のサポートを依頼しています。産業保健制度に通じているEAP業者と契約すれば、外部実施事務従事者としてきちんとしたサポートを提供してもらえます。

　ストレスチェック制度の義務化にあわせて、サービスを提供する業者が急増しましたが、なかには産業保健とは全く縁のないIT業者が検査システムのみを安価で提供しているケースも見受けられます。事業所がどんな外部業者と契約をしているか、よく説明してもらった上で、実施者を引き受けるかどうかを判断しましょう。

ストレスチェック票の質問項目に、セクハラ、パワハラ、自殺念慮などの安全配慮義務に関わる項目が含まれていない

　ストレスチェック票の質問項目は、厚生労働省が勧める「職業性ストレス簡易調査票」の57項目が使用されることが多いですが、一部のサービス提供業者は独自のストレスチェック項目を追加しています。

　筆者が確認できた中には、50項目以上の質問が追加されていて、その中に「セクハラを受けたことがある」「パワハラで悩んでいる」「消えてしまいたいと思うことがある（自殺念慮を問うもの）」といった質問項目が含まれているものがありました。これらの項目は、事業者の安全配慮義務に直結するシビアな質問です。

　ストレスチェック制度では、労働者本人が高ストレス者であり面談を希望しない限り、事業者に結果も内容も提供できません。もしこのようなシビアな問いにチェックをした高ストレス者がいて面談を希望しなかった場合、その事実を知る実施者は、該当者をどのように扱うか非常に悩むことになります。

　嘱託産業医は、大企業の専属産業医のように事業所内に常駐し労働者と直接接触できるわけではなく、常に人事労務担当者によって面談が調整・設定されます。そのため、事業

所内で誰にも察知されずに労働者を面談に呼び出し、状況を確認することは不可能です。

筆者は、このようなシビアな質問項目が含まれているストレスチェック票を採用している事業所では、実施者を引き受けることを見合わせています。

高ストレス者には産業医による面接指導の促しを 2 回以上、外部実施事務従事者を通じて行ってもらう

ストレスチェックで高ストレスと判定された労働者が、産業医面接を受けるかどうかは、自由意思に任されています。厚生労働省の手引きには「面接指導が必要とされた労働者に対しては、実施者が申し出の勧奨を行いましょう」と記載されています。

具体的には次のような形での勧奨が望ましいとされています。

- 実施者が結果を本人に通知する際に、面接指導の対象者であることを伝え、面接指導を受けるよう勧奨する。
- 結果の通知から一定期間後に、実施者が封書または電子メールで本人にその後の状況を確認し、面接指導を受けるよう勧奨する。
- 面接指導の申し出の有無の情報を事業者から提供してもらい、申し出を行っていない労働者に対して勧奨する。

しかし、上記のような方法で実施者自身が手作業で行う勧奨は、一般的な嘱託産業医の業務時間内では時間的・労力的に不可能な場合が多く、もしできたとしても通知の漏れなどヒューマンエラーが生じやすくなります。

そこで筆者は、外部実施事務従事者を通じて、結果通知時とその 2 〜 3 週間後の 2 回以上、対象者全員に自動的に面接指導の促しを入れてもらうようにプログラムしてもらうことを条件にしています。

第5章 メンタルヘルス面談

ストレスチェック④　高ストレス者面接とは

面接を希望した段階で、結果開示にも同意したとみなされる

　産業医が実施者を引き受けるか否かに関わらず、高ストレス者が面接を希望したときには対応して欲しいと事業所から依頼されることは必至です。その事業所の事情を知っている産業医が面接を担当した方が、事後措置がスムーズにできるので、労働者にとっても事業所にとってもメリットがあります。できるだけ引き受けましょう。

　高ストレス者が産業医による面接指導を希望した場合、事業者への結果開示に同意しているとみなされるため、通常のメンタルヘルス面談や過重労働面談と同じように面接を行うことができます。

通信機器を利用した面接も可能

　高ストレス者の面接は基本的に対面で行いますが、一定の要件を満たせば、テレビ電話のように「医師と労働者とが相互に表情、顔色、声、しぐさ等を確認できるものであって、映像と音声の送受信が常時安定しかつ円滑である」通信機器を介して面接指導を行うことが可能です。

　一定の要件とは、面接指導を実施する医師が以下のいずれかの場合に該当する場合をいいます。

① 面接指導を実施する医師が、対象労働者が所属する事業場の産業医である場合。
② 面接指導を実施する医師が、契約（雇用契約を含む）により、少なくとも過去1年以上の期間にわたって、対象労働者が所属する事業場の労働者の日常的な健康管理に関する業務を担当している場合。
③ 面接指導を実施する医師が、過去1年以内に、対象労働者が所属する事業場を巡視したことがある場合。
④ 面接指導を実施する医師が、過去1年以内に、当該労働者に直接対面により指導等を実施したことがある場合。

　テレビ電話などで面接を行う場合は、音の漏れない個室を用意してもらい、面接の内容が周囲に漏れないように細心の注意を払う必要があります。

第5章 メンタルヘルス面談

ストレスチェック⑤ 高ストレス者面接の手順

筆者は以下の手順で、高ストレス者の面接指導を実践しています。

① 対象者に関する情報を、事前に実施事務従事者または人事労務担当者から可能な限り入手しておきます。

- 勤続年数、最近の異動の有無
- 勤怠の状況
- 残業や休日出勤などの状況
- 現在までの仕事ぶり、周りの評価など

② 本人にストレスチェックの分析結果を持参してもらうか、もしくは内部の実施事務従事者に用意しておいてもらいます。

③ 面接開始時に、念のため「高ストレス者面接を希望したこと」「ストレスチェックの内容は事業者に開示されること」を再確認します。その際、「面接の概要は基本的に事業者に報告されますので、もし報告されたくない事項がある場合には、その都度おっしゃってください」などと個人情報の取り扱いについても説明します。

④ ストレスチェックの分析結果を、本人とともに確認しながら、仕事のストレス、心身の状態や症状、周りのサポート状況などについて質問していきます。

⑤ 「メンタル症状のチェックポイント」（130ページ）に準じて、メンタルの状態をチェックします。

⑥ 受診が必要な場合は、適切な医療機関について対象者に説明したり、ときには紹介状を書いて受診を促します。

⑦ 対象者に応じた**事後措置**（労働時間の短縮、業務内容の軽減・変更、出張やシフトの免除などの就業制限）を勘案し、事業者に対する意見書を作成します。意見書のひな形（**書式5.6**）は厚生労働省のホームページからダウンロードできます。

⑧ 担当者に面接後のフィードバックを口頭でも行い、必要ならば次回訪問時にフォローアップ面談を設定します。

【高ストレス者用】

面接指導結果報告書

対象者	氏名		所属	
			男・女　　　年齢　　　歳	

勤務の状況 （労働時間、 労働時間以外の要因）	

心理的な負担の状況	（ストレスチェック結果） 　A. ストレスの要因　　　点 　B. 心身の自覚症状　　　点 　C. 周囲の支援　　　　　点	（医学的所見に関する特記事項）

その他の心身の状況	0. 所見なし　　1. 所見あり（　　　　　　　　　　　　　　）

面接医師判定	本人への指導区分 ※複数選択可	0. 措置不要 1. 要保健指導 2. 要経過観察 3. 要再面接（時期：　　　　　　　） 4. 現病治療継続　又は　医療機関紹介	（その他特記事項）

就業上の措置に係る意見書

就業上の措置	就業区分	0. 通常勤務　　1. 就業制限・配慮　　2. 要休業	
	労働時間の短縮 （考えられるもの に○）	0. 特に指示なし	4. 変形労働時間制または裁量労働制の対象からの除外
		1. 時間外労働の制限　　　　時間/月まで	5. 就業の禁止（休暇・休養の指示）
		2. 時間外労働の禁止	6. その他
		3. 就業時間を制限 　　時　分　～　　時　分	
	労働時間以外 の項目 （考えられるもの に○を付け、措置 の内容を具体的に 記述）	主要項目　a. 就業場所の変更　b. 作業の転換　c. 深夜業の回数の減少　d. 昼間勤務への転換　e. その他	
		1)	
		2)	
		3)	
	措置期間	日・週・月　又は　　　年　月　日～　　年　月　日	

職場環境の改善に関する意見	
医療機関への受診配慮等	
その他 （連絡事項等）	

医師の所属先		年　月　日（実施年月日）	印
	医師氏名		

http://www.mhlw.go.jp/bunya/roudoukijun/anzeneisei12/manual.html

※本書に掲載されている書式（Word形式・PDF形式）を一括ダウンロードできます。
　詳しくは巻末をご覧ください。

第6章
身体疾患の取り扱い

第6章　身体疾患の取り扱い

身体疾患を持つ従業員への対応

就業配慮とは何か

　筆者が産業医になった20年前は、「産業医は職業病と作業関連疾患が守備範囲で、私病は主治医に任せればよい」という風潮でした。ところが1999年、うつ病による過労自殺が労災として位置づけられて以降、従業員の健康問題は事業所の安全配慮義務の範囲内という考え方に変わりました。これにより、産業医の守備範囲はメンタル領域も含めて急に広がり、産業医として必要な医学知識は急増しました。

　しかし、産業医は健康問題を抱えた従業員全員を診断・治療するわけではありません。業務を継続することで疾患が増悪・発症する可能性のある従業員や、疾患のために業務に支障をきたしている従業員に対して、疾患と職場のマッチングを図ることが産業医の仕事になります。このマッチングのことを「就業配慮」と言います。

　この「就業配慮」を行うためには、主治医との連携が必須です。決して、産業医自身が診断を行い、就業配慮をするのではなく、主治医の診断を共有し、それを根拠に就業配慮を行うようにしてください。

　時折、人事労務担当者から「先生、こんな診断書が提出されたのですが、先生にも診察してもらえませんか？」と言われることがあります。そんなときは、産業医は診断をする者ではないこと、主治医の意見を尊重し就業配慮をする者であることを伝えてください。

就業配慮が必要な疾患

　では、身体疾患で就業配慮が必要な疾患はどのようなものがあるでしょうか。

- 腰痛、腱鞘炎など整形外科疾患
- コントロール不良の慢性疾患
- 睡眠時無呼吸症候群
- がん
- HIV感染、AIDS
- 障害者（身体障害者、知的障害者、精神障害者）
- 妊娠（疾患ではありませんが、就業配慮が必要なため、この章で取り上げます）

これらの疾患を持つ者全員に、就業配慮を行う必要があるわけではありません。自分で疾患をコントロールでき、業務と治療をうまくやりくりできている場合は、何ら問題ありません。

　本人が就業配慮を希望する場合や、業務に支障をきたしていて上司や人事労務担当者から就業配慮を望む声がある場合に、その内容を検討するため、産業医面談を行います。

産業医面談のポイント

　上司や人事労務担当者からのリクエストで面談を行う場合には、必ず事前に本人の承諾を取ってから行うようにしてください。「なぜか知らないけれど、上長から産業医面談をするようにと指示があったから、ここに来ました」という押し付け面談がときにみられますが、これは本人も産業医も困ります。

　どういう理由で面談を行うのかを本人に説明し、事前に承諾を得ることを、人事労務担当者との間でルールを作ってください。産業医面談票（書式6.1）のような書面を作り、本人承諾済みであることを確認するのも良いでしょう。場合によっては、本人と上長との三者面談も効果的です。

書式 6.1

産 業 医 面 談 票

日　時	年　　　月　　　日　　　　：　　　〜　　　：	
氏　名		年　齢
部　署		内　線
面談内容	□　長時間労働者の面接指導 □　高ストレス者の面接指導 □　健康診断結果からの保健指導 □　本人からのリクエスト健康相談 □　上司、同僚からのリクエスト健康相談（本人承諾済みであることを確認） 　　　□　本人のみの面談　　　□　本人と上長同席での面談	

第6章　身体疾患の取り扱い

主治医との連携のとり方

　身体疾患による就業配慮が必要な従業員との面談に際して、まずは主治医からの書面による情報提供が必要なことを本人に説明します。この情報提供書は、本人の承諾および協力がなければ得ることはできません。本人の承諾なしに、主治医と直接手紙や電話のやり取りを行わないよう注意してください。筆者は「主治医と電話でやり取りをしてください」と人事労務担当者からお願いされたことが何度かありますが、「電話では記録が残らないので…」とやんわりとお断りしています。

　逆に主治医から、電話で産業医と話をしたいと言ってくるケースもあります。この場合、むげにお断りすると、主治医との連携がうまくいかなくなる恐れもありますので、対応する方が賢明だと思います。電話の内容は、記録に残さなければならない事項のみ面談記録書に記載して事業所で保管してもらいましょう。

　本人もしくは人事労務担当者から、主治医と会って欲しいと頼まれることもまれにあります。その場合は契約外の業務になると思いますので、個々に判断し、報酬（出張扱い）や交通費などの交渉をしてください。

｜「就業制限に関する情報提供依頼書」の書き方

　主治医との連携は、**情報提供依頼書（書式6.2）**を作成し、本人に渡す方法がスムーズにいきます。本人や職場の希望をヒアリングし、その業務が可能かどうか、医学的根拠を主治医に求めるような書き方がいいでしょう。選択肢を設定してチェックを付けてもらったり、数値を記入してもらうと、就業配慮を行う際に具体的な根拠になります。

　主治医に「職場が何を求めているのか」を明確に示すことが大切です。そのため事前面談の際に、本人や上長から、どういう就業配慮を望んでいるのかを聴取してください。

　情報提供依頼書ができたら、本人承諾欄に署名をして、主治医に渡してもらいます。

　主治医から書類が返送されてきたら、衛生管理者が保管します。至急、内容を確認する必要がある場合は、自宅に郵送してもらうか、衛生管理者にPDFをメールで送ってもらう方法があります。郵送の場合は後日事業所に返送するか、巡視時に事業所に持参するなど、個人情報を自宅に置きっぱなしにしないよう注意してください。PDFで送ってもらう場合は、衛生管理者が開封する旨の承諾を得てから行ってください。PDFにはパスワードを設定し、別メールでパスワードをもらうよう配慮してください。

書式 6.2

平成　　年　　月　　日

就業制限に関する情報提供依頼書

＿＿＿＿＿＿＿病院

＿＿＿＿＿＿＿先生　御机下

〒123-4567　東京都○○区○○1-2-3
○○○○　株式会社
人事部担当　○○○○
産業医　　　○○○○　　㊞

　平素より弊社従業員のご診療につきまして、大変お世話になっております。
　この度、下記従業員の就業制限について、業務量の制限のご意見をうけたまわりました。つきましては、今後の配慮に関して、下記の内容についての情報提供およびご意見をいただければと存じます。
　今後とも弊社の健康管理活動へのご理解ご協力をよろしくお願い申し上げます。

（本人記入）

私は就業制限の目的により、下記の内容につき、主治医からの情報提供を求めること、ならびに産業医および人事・保健スタッフへの提出について同意します。 　　　　年　　　月　　　日　　　氏名（自署）　　　　　　　　　　　　㊞

（主治医記入）

診断書病名または状態：
初診年月日：　　　年　　月　　日　　主病名の推定発症年月：　　年　　月
治療状況（治療の経過、治療の概要等）

※本書に掲載されている書式（Word形式・PDF形式）を一括ダウンロードできます。
　詳しくは巻末をご覧ください。

6　身体疾患の取り扱い【主治医との連携のとり方】

現在の病状（業務に影響を与える可能性など）：

処方内容

今後の見通しなど　　　治療継続：　要　・　不要　　　　通院：要（週・月　　回）・不要

就業上の配慮に関するご意見（症状の再燃・再発防止のために必要な注意事項等）

　　　時間外労働：　　　制限必要なし　・　制限必要（月　　　時間以内）

　　　時短勤務の必要：　　なし　・　あり（　　　時間以内/日）

　　　立ち作業：　　　　制限必要なし　・　制限必要（　　　時間以内/日）

　　　上記制限の期限：　　平成　　　年　　　月　まで

　　　その他：

上記のとおり情報の提供を行います。

　　　　　　　　　　　　　　　　　　　　　　　　　　　　年　　　　月　　　　日

　医療機関所在地

　医療機関名

　連絡先　電話番号

　　　　　FAX

　　　　　　　　　　　　　　　　　　　主治医名　　　　　　　　　　　㊞

※本書に掲載されている書式（Word形式・PDF形式）を一括ダウンロードできます。
詳しくは巻末をご覧ください。

第6章　身体疾患の取り扱い

就業配慮・就業制限の進め方

　主治医から情報提供書が届いたら、早速、本人との面談を行います。主治医の意見を本人に提示し、就業配慮の内容を決めていきます。場合によっては、上長や人事労務担当者が同席してもいいでしょう。

就業配慮は必ず期限を設ける

　就業配慮や就業制限を行うときには、必ず期限を決めるようにしてください。一例を挙げると、こんな感じです。

- デスクワークのみの作業を3週間とする
- 運転業務作業禁止は1ヵ月間とする
- 時短勤務は2週間とする

　そして、その期限が近づいたら再び面接を行い、就業配慮が不要な状態になっていれば通常勤務とします。就業配慮の延長を希望している場合、もしくは延長が必要と考えられる場合は、期限を決めて延長します。

長期間の就業配慮が必要な場合は雇用契約の見直しを

　期限を決めていないと、長期間、漫然と配慮・制限されたままの状態になりがちです。数年間も就業配慮されたままでいる従業員を見かけることがありますが、これは職場のモラル低下につながります。本人は就業配慮を特権とすり替えてしまうことがありますし、周囲に不公平な対応という感情を生んでしまいます。

　年単位に及ぶ長期間の就業配慮が必要な場合は、雇用契約の見直しが必要です。その従業員の身体状況に見合った雇用替えを行うことで、職場のモラル低下につながらず、適正配置をすることができます。

就業配慮の流れ

```
本人から就業配慮の希望がある場合、または業務に支障をきた
していて上長や人事労務担当者から就業配慮の希望がある場合
            ↓
主治医と情報交換をする旨、本人の承諾を得る
            ↓
「就業制限に関する情報提供依頼書」を作成する
            ↓
本人署名欄に署名をもらい、主治医に渡してもらう
            ↓
主治医から、郵送もしくは本人に手交で返信してもらう
            ↓
衛生管理者が返信書類を保管
            ↓
産業医面談を実施
            ↓
就業配慮を実施（期限を決める）
            ↓
（期限近くに）フォロー面談
          ↙        ↘
通常勤務に戻す      長期間の就業配慮が必要な場合は、
                   雇用契約の変更を検討する
```

第6章 身体疾患の取り扱い

就業配慮が必要な身体疾患①
腰痛、腱鞘炎など整形外科疾患

　腰痛は労働災害の中で最も多く、職業性疾病の約6割を占めます。そのため、腰痛を理由に就業制限を希望するケースに遭遇することは珍しくありません。同様に、腱鞘炎のために事務作業が難しいというケースもよくあります。

　整形外科領域の疾患は、大抵が本人が痛みのために就業配慮を希望してくるケースであり、すでに整形外科やリハビリテーション、マッサージに通院しています。どのような作業で支障をきたしているのかを本人にヒアリングし、どのような作業であれば可能かを情報提供依頼書で主治医に尋ねるのがよいでしょう。

【ケース1】 腱鞘炎で通院中

　飲食店でホールスタッフとして勤務していましたが、左手首の腱鞘炎のためトレーが持てないという訴えがあり、面談を行いました。この部署では、ホールの業務以外にレジ打ち、電話応対、事務作業があり、これらの作業が可能かどうか、主治医に意見を伺った例です。情報提供依頼書の記載例を次ページに示しました。

【ケース１】

現在の病状（業務に影響を与える可能性など）：
処方内容
今後の見通しなど　　　　治療継続：要・不要　　　通院：要（週・月　　回）・不要
就業上の配慮に関するご意見（症状の再燃・再発防止のために必要な注意事項等） ◆左手の業務・負荷について ・トレー・プレートの使用　　　可・不可　（不可の場合の期限：平成　　年　　　月まで） ・レジ作業（タッチパネル操作）　可・不可　（不可の場合の期限：平成　　年　　　月まで） ・電話対応（電話を取る作業）　　可・不可　（不可の場合の期限：平成　　年　　　月まで） ・事務作業（パソコン作業）　　　可・不可　（不可の場合の期限：平成　　年　　　月まで） ◆その他：
上記のとおり情報の提供を行います。 　　　　　　　　　　　　　　　　　　　　　　　　　　年　　　　月　　　　日 医療機関所在地 医療機関名 連絡先　電話番号 　　　　　ＦＡＸ 　　　　　　　　　　　　　　　　　　　主治医名　　　　　　　　　　　　　㊞

第6章 身体疾患の取り扱い

就業配慮が必要な身体疾患②
コントロール不良の慢性疾患

　コントロール不良の慢性疾患を持っている従業員は、本人が就業制限を希望する場合と、上司から業務に支障をきたしていると指摘される場合とがあります。上司から指摘されても、本人には自覚がない場合もあります。したがって、実際の業務の状況について双方で確認し、本人に納得していただいた上で、就業配慮を行う必要があります。

　就業により本人の安全が保てない場合や、疾患を悪化させる恐れがある場合は、本人に納得してもらうよう産業医が説得することもあります。その旨も踏まえて、主治医への情報提供依頼書を作成します。

【ケース2】 鉄欠乏性貧血で治療中

　通勤中にめまいや立ちくらみが起きるため、途中下車を繰り返し、毎日遅刻が続いている従業員のケースです。上長および人事労務担当者が就業配慮を希望し、本人との面談になりました。

　定期健康診断で貧血を認め、医療機関に受診中とのことですが、直近のデータを聞いても、血液検査の結果は知らないとのこと。また、処方されている薬についてもよくわからないと、産業医面談では貧血の程度や治療状況が全く確認できない状況でした。

　本人によれば辛いのは通勤だけで、通常の勤務には支障がないから大丈夫とのことでしたが、駅の階段やホームでふらつくことは非常に危険であり、階段での転倒、線路内への落下など、大きな事故につながることを説明しました。また、事業所には安全配慮義務があるため、通勤が支障なくできる状況になるまでは、治療に専念するため休職することも検討したいと伝えました。

　本人も通勤途中のめまい、立ちくらみは確かに危険だと納得され、主治医宛に情報提供依頼書を作成することに同意していただきました。情報提供書が提出されるまでは勤務制限とし、時差通勤としました。

【ケース2】

平成　　年　　月　　日

就業制限に関する情報提供依頼書

○○クリニック

○○○○　先生　御机下

〒123-4567　東京都○○区○○1-2-3
○○○○　株式会社
人事部担当　○○○○
産業医　○○○○　㊞

　平素より弊社従業員のご診療につきまして、大変お世話になっております。
　この度、下記従業員が貴院にて「鉄欠乏性貧血」との診断を受け治療中ですが、体調不良のために通勤に支障をきたしており、ほとんど毎日定時に出勤できない状況が続いております。弊社としましては、現在の状況について詳細を知り得た上で、安全配慮の観点から就業制限について検討する予定でおります。
　つきましては、検査結果、治療の内容等を含め、下記についての情報提供およびご意見をいただければと存じます。
　弊社の健康管理活動へのご理解ご協力をよろしくお願い申し上げます。

（本人記入）

私は就業制限の目的により、下記の内容につき、主治医からの情報提供を求めること、ならびに産業医および人事・保健スタッフへの提出について同意します。 　　　　年　　　月　　　日　　　　氏名（自署）　　　　　　　　　　　㊞

（主治医記入）

診断書病名または状態：	**鉄欠乏性貧血**
初診年月日：　　　年　　月　　日　　主病名の推定発症年月：　　年　　月	
検査結果（精査等含む）	
治療状況（治療の経過、治療の概要等）	

現在の病状（業務に影響を与える可能性など）：
処方内容
今後の見通しなど　　　入院：要・不要　　　通院：要（週・月　　回）・不要

就業上の配慮に関するご意見（症状の再燃・再発防止のために必要な注意事項等）

　　休職の必要：　　なし　・　あり

　　　※「なし」の場合、下記の記載もお願いします

　　時短勤務の必要：なし　・　あり（　　年　　月まで）

　　立ち作業：　制限必要なし・制限必要（　　時間以内/日、　年　　月まで）

　　その他：

上記のとおり情報の提供を行います。

　　　　　　　　　　　　　　　　　　　　　　　　　年　　　　月　　　　日

医療機関所在地

医療機関名

連絡先　電話番号

　　　ＦＡＸ

　　　　　　　　　　　　　　　主治医名　　　　　　　　　　㊞

6　身体疾患の取り扱い【就業配慮が必要な身体疾患②コントロール不良の慢性疾患】

第6章 身体疾患の取り扱い

就業配慮が必要な身体疾患③
睡眠時無呼吸症候群

運転業務を行う者はスクリーニング検査を行う

　睡眠時無呼吸症候群（SAS：sleep apnea syndrome）は、運転者の安全と健康を守るために重要な疾患です。ただし、CPAPマスクを用いたり、マウスピースを使用するなど適切な管理を行えば、運転業務を制限する必要はありません。そのため、就業制限をすることよりも、スクリーニングをしっかり行い、適切に管理することが重要です。

　SASは睡眠中に呼吸停止が起こるため、自覚症状などの問診のみでチェックを済ませることは危険です。SASと眠気テスト（ESS: Epworth sleepiness scale）の関連性について、中等度～重度の睡眠呼吸障害がある人においても強い眠気を感じる人が少ないことが報告されています（平成18年度科学研究費補助金報告書：職業運転手の睡眠呼吸障害スクリーニングによる交通事故防止システムの構築）。

　ですから、運転業務を行う者全員に、SASスクリーニング検査を実施することが重要です。雇い入れ時や職種変更の際に全員に行ってください。

　スクリーニング検査で要精査と判断された方は、終夜睡眠ポリグラフ検査（PSG：polysomnography）を行います。PSGの結果をもって、運転業務の制限を検討しますが、就業制限はあくまでも未治療の間だけです。CPAPなどの治療が開始されれば、運転業務制限を解除してください。

　国土交通省が公表している「自動車運送事業者における睡眠時無呼吸症候群対策マニュアル」より、SASスクリーニング検査の手順と、SAS取り扱い規約の例（書式6.3）を転載しましたので、ご参照ください。

社用車を利用する者は問診を行う

　いわゆる運転業ではないものの、社用車・営業車等を利用する従業員については、ESS眠気テストやいびきの有無などの問診を行い、SASが疑われる場合は、本人の保険を使って専門医療機関を受診するなどの対応をとってください。

　保険適応（3割負担）では、パルスオキシメーター300円、簡易検査2,700円になります。定期健康診断の際にESS眠気テストを組み込むといいでしょう。

SAS スクリーニング検査の手順

スクリーニング検査対象者の抽出
事前にスクリーニング検査対象者を抽出し、検査機関から送付された検査器材を配布する

スクリーニング検査実施（精密検査が必要か否かを判断）
スクリーニング検査対象者は器材を自宅に持ち帰り、睡眠時に装着・計測する

スクリーニング検査器材等の返送
スクリーニング検査終了後、器材を検査機関へ返却する
検査データに基づき、医師が判定し、医療機関での精密検査が必要な対象者を検出する

スクリーニング検査結果の到着
スクリーニング検査器材返却後、検査機関より検査結果が送付される

精密検査（確定診断）
スクリーニング検査の結果、要精密検査と判定された者に対し、精密検査を実施する

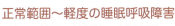

治 療
精密検査の結果に基づき、治療を行う

正常範囲〜軽度の睡眠呼吸障害
減量、節酒、禁煙等の生活習慣の維持を心がける

運行管理を踏まえた事業場での取扱
精密検査の結果や治療状況等を踏まえ、医師と相談の上、就業上の措置を決定する

http://www.mlit.go.jp/jidosha/anzen/03manual/data/sas_manual.pdf

睡眠時無呼吸症候群（SAS）取扱規程

制定　平成〇〇年〇月〇日

株式会社〇〇〇〇〇〇

第1章　総則

（目的）
第1条　本規程は、当社における睡眠時無呼吸症候群（以下「SAS」という）のスクリーニング検査と精密検査及び治療に係る運転者との取り決めである。

第2章　SAS簡易検査の実施

（検査対象者）
第2条　検査対象者は以下のいずれかに該当するものを除く、乗務員全員とする。
　（1）既にSASと診断され経鼻持続陽圧呼吸療法（以下「CPAP」という）による治療を継続している者。
　（2）直近3年以内に、会社が行うSASスクリーニング検査を受けて「正常範囲」とされた者。
　（3）過去にSASスクリーニング検査を受けて「要精密検査」と判定され、未だ精密検査を受診していない者。
　　※（3）の者に関しては速やかに精密検査を受診させて検査結果を当社担当課まで提出するようお願いする。

（検査方法及び機関の決定）
第3条　パルスオキシメトリ法またはフローセンサ法等によるスクリーニング検査を検査機関「〇〇所」で受けることとする。

（検査頻度）
第4条　全運転者をA、B、Cの3グループに分け、隔年で検査を実施することとする。

（検査手順）
第5条　以下の手順で行うこととする。
　（1）検査機関から営業所に人数分の検査キットが直接送付される。
　（2）検査対象者リストに従い、営業所で対象者全員に検査キットを配布する。検査キットには検査機器のほか「問診票」「検査の手引き」などが入っている。
　（3）対象者は問診票に必要事項を記入、自宅で検査機器を装着して一晩就寝し測定する。検査機器の装着方法および注意事項は「検査の手引き」を参照。
　（4）営業所で検査キットを回収、問診票の記入漏れを確認した後、全員分まとめて検査機関に直接返送する。

http://www.mhlw.go.jp/bunya/roudoukijun/anzeneisei12/dl/151124-02.doc

（説明会の開催）
第6条　年度のスクリーニング検査の実施に伴い、検査方法及び手順についての説明会を執り行うこととする。

（検査費用）
第7条　スクリーニング検査に関しては、当社が検査にかかる費用の内、○○県○○協会からの助成額との差額分○○○円を負担するものとする。助成金が支払われない者の費用に関しては当社が○○円を負担することとする。

（検査結果の確認）
第8条　検査機関より受けたスクリーニング検査の個人結果を当社で確認することとする。さらに、「要精密検査」と診断された者に関しては速やかに受診を促すこととする。

第3章　精密検査の受診

（精密検査受診対象者）
第9条　SASスクリーニング検査の結果、「要精密検査」の者とする。

（受診方法）
第10条　検査結果に同封の「精密検査実施病院リスト」を参照し、各自で精密検査を受診することとする。（精密検査は通常一泊検査となる。）
※その際、検査結果及び検査結果に同封の「紹介状」を必ず持参し精密検査受診医療機関に提出することとする。

（検査結果の報告）
第11条　精密検査を受けた者は検査が終わり、検査結果が届き次第、書面にて速やかに会社に報告することとする。

（精密検査後の治療について）
第12条　精密検査の結果「要治療」と診断された者は、主治医の指示に従い治療を速やかに開始する。また、治療状況を毎日運行管理者に報告することとする。

（治療を開始した者への対処）
第13条　要治療と判断された者に対する乗務可否の判断は、専門医、産業医、管理者、運転者の意見や治療状況等を勘案し、当社が総合的に判断する。

（上記の処遇に関して）
第14条　SASと判断された者に対する、正当な理由によらない解雇等の扱いは行わないこととする。もし、対象者もしくは第三者が不当な行為であると判断しうる事象が発生した場合には、当社が適切な説明責任を果たせない場合、当処置を無効とする。

※本書に掲載されている書式（Word形式・PDF形式）を一括ダウンロードできます。
詳しくは巻末をご覧ください。

第4章　個人情報

（個人情報の取扱）
第15条　当社においては、スクリーニング検査及び精密検査の結果等の個人情報の漏洩、滅失または毀損の防止その他の安全管理のために、人的、物理的、技術的に適切な措置を講ずるものとする。
2．下記各号に従って適切に個人情報を取り扱うこととする。
　(1)　保管する個人情報を含む文書は、施錠できる場所への保管、パスワード管理等により、散逸、紛失、漏洩の防止に努める。
　(2)　情報機器は適切に管理し、正式な利用権限のない者には使用させない。
　(3)　個人情報を含む文書であって、保管の必要のないものは、速やかに投棄する。
　(4)　個人情報を含む文書は、みだりに複写しない。

附則

第1条　本規程は、平成○○年○月○○日より実施する。

以　　上

※本書に掲載されている書式（Word形式・PDF形式）を一括ダウンロードできます。詳しくは巻末をご覧ください。

第6章 身体疾患の取り扱い

就業配慮が必要な身体疾患④　がん

　日本人の2人に1人は、生涯でがんにかかります。がんは、臨床の場だけではなく、産業医としても扱わなければならない疾患です。臨床医は「がん患者」と向き合い、治療をする立場です。産業医は「がん就労者」と向き合い、就労とがんとのマッチングをする立場になります。

がん就労者との面談

　がん就労者の復職プログラムは、メンタル疾患や、他の身体疾患での休業者と同様の体制で復職面談を実施し、就労措置をします。

```
健康状態の把握　　面接、主治医などからの情報収集
    ↓
支援策の検討　　　本人の意向の聴取、上司・人事労務・産業医間での検討
    ↓
支援策の決定
    ↓
支援策の実行　　　上司による支援、産業医による支援
    ↓
支援策の見直し
```

　がん就労者との面談では、本人に以下の点を確認します。

- 復職に対する気持ち
- がん、手術、抗がん剤などによる障害
- 倦怠感、集中力の低下、疲労感
- メンタル不調の合併の有無

　主治医からの「職場復帰に関する情報提供書」では、以下の点を確認します。

- 病名の告知状況
- 今後の治療計画（入院期間、その後の補助療法等）
- 予後の告知状況

情報が足りない場合は、電話もしくは診療情報提供書で情報を得るようにします。職場では伝えられない内容を含む場合は、診療情報提供書は親展とし、産業医自身が開封するようにしてください。嘱託産業医の場合、月一度の事業所訪問では診療情報提供書を確認するタイミングが遅くなってしまいますので、事業所に書類が届いたら自宅に転送してもらうようにします。

　職場の上司とも面談を行います。就業配慮の内容を伝えつつ、上司の不安もヒアリングしましょう。

がん就労者の復職支援

　がん就労者が復職するに際しては、本人はもちろん、職場の上長や同僚、人事労務担当者、それぞれが不安を抱えています。

【がん就労者の不安】
- 経済的な不安
- 職場に病名や病状をどこまで告知したらいいか
- 健康上の不安

【上長・人事労務担当者の不安】
- 病名や病状のプライバシー保護
- 本人の業務遂行能力の低下
- 仕事をカバーする同僚への対応
- 万が一、急変したときの対応
- がん就労者が死亡した場合、同僚の精神的ダメージ

　同じ臓器のがんでも予後や治療方針が異なるのと同じように、がん就労者への対応も個々で異なります。また、同僚にどれぐらい病名・病状を伝えているかにより、周囲のモラルが異なります。病状が伝わっていないと、「復職したのに、あまり働いてくれない。さぼっているのでは？」という不平不満が生じます。

　病状をくわしく伝えている場合でも、本人のパフォーマンスが低下すると、同僚は不平を言えない倫理観と多忙さの板挟みになります。表立って不平が出ていない場合の方が、倫理観に苛まれて精神的にまいってしまいがちです。

　いずれにしても、本人・上長・人事労務担当者、場合によっては職場の同僚との相談を密にしていくことが、解決につながると思います。

第6章 身体疾患の取り扱い

就業配慮が必要な身体疾患⑤　HIV感染、AIDS

まずはじっくり説明して不安を取り除く

　従業員がHIVに感染したり、AIDSに罹患した場合、本人およびその旨を知った上長や人事労務担当者は大慌てで、すぐに産業医のところに連絡がきます。

　まずは本人の不安や動揺を取り除きながら、次のことを説明をします。

- この病気で退職など不当な差別はされてはならないこと
- 通院・投薬をきちんと守ればコントロールできる病気であること
- 身体障害者手帳（「免疫機能障害」）を取得することで医療費の助成を受けられること

　上長および人事労務担当者には、以下のように説明します。

- HIVは1日1〜2回の内服薬でコントロールできること
- 感染経路は限られているので、職場ではトイレなど共用でも感染しないこと
- この病気のことで不利益な対応をしてはならないこと

　そして、病名を知っている者の範囲をすぐに定め、本人にもその範囲を知らせます。

病名告知はどの範囲まで？

　HIV感染者およびAIDS患者は、身体障害者手帳を取得して、障害者枠で雇用される場合があります。その場合は、病名を知っている者の範囲をしっかり定め、本人にその範囲を報告します。また、この病気があることで、決して不利益な対応をしないようにします。

　筆者の経験で、病名を告知して欲しいという本人の希望で、部署内の全職員に告げた例がありました。内服や通院を気兼ねなくしたいという本人の希望でしたが、人間関係がこじれたとき、「自分は不当な差別をされている」と被害妄想になってしまいました。

　上長のヒアリング、産業医面談を何度か行いましたが、被害妄想はなかなか解消されず、部署を異動することになりました。新しい職場では、病名告知を部署長のみに限定しました。以降、HIV感染者を雇い入れた時や、従業員がHIVに感染した時は、病名告知の範囲を限定するようにしています。

知識不足による偏見や不安が生じないよう、普段から、職場の健康教室などで HIV に関する勉強会を行うといいでしょう。HIV 感染者を雇い入れた時や、従業員が HIV に感染した時に取り急ぎ勉強会を行うと、従業員に「誰かが AIDS になったのか？」と疑惑を生じかねませんので、前もって衛生講話や健康講話として年間スケジュールに入れておくといいでしょう。

HIV 検査と感染防止対策

　海外では、HIV 陽性者に対して入国規制を設けている国があります。HIV 抗体検査陰性証明が必要な国へ海外赴任する場合、必ず従業員に HIV 検査が必要である旨を明示し、事前に周知する必要があります。必要な検査だからと、本人の了解を得ずに検査することはガイドラインで禁止されています。

　飲食店のように包丁で手を切るリスクがある職場で、HIV 検査を全員に実施する際も、本人の了解がなければ検査してはなりません。出血のリスクがある職場では、使い捨てのビニール手袋やゴム手袋を使用するなど、あらかじめ「出血時の処置マニュアル」を作成しておきましょう。

　血液感染するウイルスには、HIV のほかに B 型肝炎ウイルス、C 型肝炎ウイルス、ATLウイルスなどがあります。HIV の感染力は B 型肝炎ウイルスの 100 分の 1、C 型肝炎ウイルスの 10 分の 1 ほどしかありませんので、B 型肝炎ウイルス等に対する感染防止対策を立てていれば、HIV に対しても十分防止できます。

　厚生労働省による「職場におけるエイズ問題に関するガイドライン」を次ページに示します。

職場におけるエイズ問題に関するガイドライン

職場におけるエイズ対策の基本的考え方

（エイズ教育）
- (1) 事業者は、職場において労働者に対しエイズ教育を行い、エイズに関する正しい知識を提供すること。
- (2) 事業者は、エイズ教育や相談等の企画、実施にあたって産業医に中心的役割を担わせること。

（HIV検査）
- (3) 職場におけるHIV感染の有無を調べる検査（以下「HIV検査」という。）は、労働衛生管理上の必要性に乏しく、また、エイズに対する理解が一般には未だ不十分である現状を踏まえると職場に不安を招くおそれのあることから、事業者は労働者に対してHIV検査を行わないこと。
- (4) 事業者は、労働者の採用選考を行うに当たって、HIV検査を行わないこと。
- (5) 労働者が事業場の病院や診療所で本人の意思に基づいてHIV検査を受ける場合には、検査実施者は秘密の保持を徹底するとともに、検査前及び結果通知の際に十分な説明及びカウンセリングを行うこと。

（HIV感染の有無に関する秘密の保持）
- (6) 事業者は、HIV感染の有無に関する労働者の健康情報については、その秘密の保持を徹底すること。

（雇用管理等）
- (7) 事業者は職場において、HIVに感染していても健康状態が良好である労働者については、その処遇において他の健康な労働者と同様に扱うこと。また、エイズを含むエイズ関連症候群に罹患している労働者についても、それ以外の病気を有する労働者の場合と同様に扱うこと。
- (8) HIVに感染していることそれ自体によって、労働安全衛生法第68条の病者の就業禁止に該当することはないこと。
- (9) HIVに感染していることそれ自体は解雇の理由とならないこと。

（不慮の出血事故等における感染の予防）
- (10) 事業者は、職場における労働者等の不慮の出血事故の際の労働者へのHIV感染の予防のため、労働者に対する応急手当の方法の教育、ゴム手袋の備付け等の必要な措置を講ずること。

http://www.mhlw.go.jp/shingi/2004/05/s0527-3b.html

第6章　身体疾患の取り扱い

就業配慮が必要な身体疾患⑥　障害者

　障害者雇用率制度により、民間企業における障害者（身体障害者、知的障害者、精神障害者）の法定雇用率は2.0％と定められています。また、平成27年4月から、常用雇用労働者数が101人以上の事業主に障害者雇用納付金制度の対象が拡大されました。その結果、産業医と契約しているほとんどの職場では、障害者がいる状況です。

障害者と面談して「医療情報カード」を作成する

　障害者を採用し、適正な職場配置を行うために、産業医面談を求められることがあります。本人が職場環境や業務において負担になっていることはないか、改善できることはないかヒアリングして、職場とのマッチングを図りましょう。

　また、かかりつけの医療機関、主治医名、処方薬、状態が急変した時の連絡先や、対処方法を確認し、「医療情報カード」として保管します。産業医は月に一度しか来所しないため、人事労務の限られた担当者と情報を共有することにも承諾してもらいます。

　この「医療情報カード」を作成するためにも、新規に障害者が雇用された時には、一度産業医面談をすることをお勧めします。ただし、この面談は強制ではなく、「適正配置や急変時の確認のための面談」であることを伝え、本人の承諾を得た上で実施しましょう。

障害者の把握に際してはプライバシーに配慮する

　事業所は障害者雇用率を確保したいために、産業医面談の内容や健康診断の結果で、障害者に該当する従業員がいるかどうかを聞いてくることが想定されます。

　しかし、健康相談の内容や健康診断の結果は、障害者を見つけるための手段ではありませんので、その旨を人事労務担当者に伝え、お断りしてください。詳しくは下記のガイドラインを参照してください。

「プライバシーに配慮した障害者の把握・確認ガイドライン」
http://www.mhlw.go.jp/bunya/koyou/shougaisha02/pdf/78.pdf

第6章 身体疾患の取り扱い

就業配慮が必要な身体状態　妊娠

　妊娠は疾患ではありませんが、就業配慮が必要なため、ここで取り上げます。

　妊娠・出産を理由に職場で不当な差別を受けることを、マタニティハラスメント（マタハラ）といい、最近注目されています。そのため、働く女性の結婚、妊娠、出産、育児等、家族の一員としての生活と、職業生活との両立が可能になることを旨とした「**女性活躍推進法**」が平成28年4月に施行されました。

　産業医としても、妊娠をしている従業員の就業配慮に関連して、事業所に意見を求められるケースが今後増えてくると思われます。

「母性健康管理」と「母性保護規定」

　働く女性の健康管理に関する法律は、男女雇用機会均等法における母性健康管理の措置と、労働基準法による母性保護規定があります。

【男女雇用機会均等法における母性健康管理の措置】
- 保健指導または健康診査を受けるための時間の確保（法12条）
- 指導事項を守ることができるようにするための措置（法13条）
    「母性健康管理指導事項連絡カード」
    ○妊娠中の通勤緩和
    ○妊娠中の休憩に関する措置
    ○妊娠中または出産後の症状等に対応する措置
    ○医師等の具体的な指導がない場合または措置が不明確な場合の対応
- 妊娠・出産等を理由とする不利益取り扱いの禁止（法9条）

【労働基準法における母性保護規定】
- 産前産後休業（法65条第1項、第2項）
- 妊婦の軽易業転換（法65条第3項）
- 妊産婦等の危険有害業務の就業制限（法64条の3）
- 妊産婦に対する変形労働時間制の適用制限（法66条第1項）
- 妊産婦の時間外労働、休日労働、深夜業の制限（法66条第2項、第3項）
- 育児時間（法67条）

「母性健康管理指導事項連絡カード」について

事業所に「母性健康管理指導事項連絡カード」（書式 6.4）が提出された場合には、記載項目に応じた措置を行う必要があります。本人と面談し、人事労務担当者に措置について伝えてください。

「母性健康管理指導事項連絡カード」はあくまでも主治医からの指導事項を事業主に的確に伝えるためのものです。提出がない場合でも、妊娠中の従業員が何らかの措置を希望した場合には、それに添った意見が必要となってきます。

上記の「医師等の具体的な指導がない場合または措置が不明確な場合」には、適切な対応の例として「企業内の産業医、保健師等の産業保健スタッフに相談し、判断を求める」とあります。先生の専門分野が産婦人科でなくても、産業医として意見を求められます。その場合は、別表（183～184ページ）を参考にして判断してください。

女性の就業制限について

上記とは別に、母性保護のために「女性労働基準規則」があり、妊娠や出産、授乳機能に影響のある物質を扱う業務で女性労働者の就業が禁止されています。これは、妊婦と産婦だけに限らず、女性を就かせてはいけない業務があるということです。

最近は、「なでしこ銘柄」（経済産業省が選定する女性活躍推進に優れた上場企業）に代表されるように、男女雇用機会均等やダイバーシティの推進に伴って、女性も多種の仕事に就く機会が増えました。一方で、性差別ではなく、母性を保護する観点から就業できない作業があることを職場に理解してもらいましょう。

妊産婦を含む女性の就業制限の範囲については、185ページの一覧を参照してください。

母性健康管理指導事項連絡カード

平成　　年　　月　　日

事 業 主 殿

医療機関等名 _____

医師等名 _____ 印

下記の1の者は、健康診査及び保健指導の結果、下記2～4の措置を講ずることが必要であると認めます。

記

1. 氏 名 等

氏名		妊娠週数	週	分娩予定日	年　月　日

2. 指導事項（該当する指導項目に〇を付けてください。）

症状等		指導項目	標準措置
つわり	症状が著しい場合		勤務時間の短縮
妊娠悪阻			休業（入院加療）
妊娠貧血	Hb9g/dl 以上 11g/dl 未満		負担の大きい作業の制限又は勤務時間の短縮
	Hb9g/dl 未満		休業（自宅療養）
子宮内胎児発育遅延	軽症		負担の大きい作業の制限又は勤務時間の短縮
	重症		休業（自宅療養又は入院加療）
切迫流産（妊娠22週未満）			休業（自宅療養又は入院加療）
切迫早産（妊娠22週以後）			休業（自宅療養又は入院加療）
妊娠浮腫	軽症		負担の大きい作業、長時間の立作業、同一姿勢を強制される作業の制限又は勤務時間の短縮
	重症		休業（入院加療）
妊娠蛋白尿	軽症		負担の大きい作業、ストレス・緊張を多く感じる作業の制限又は勤務時間の短縮
	重症		休業（入院加療）
妊娠高血圧症候群（妊娠中毒症）	高血圧が見られる場合	軽症	負担の大きい作業、ストレス・緊張を多く感じる作業の制限又は勤務時間の短縮
		重症	休業（入院加療）
	高血圧に蛋白尿を伴う場合	軽症	負担の大きい作業、ストレス・緊張を多く感じる作業の制限又は勤務時間の短縮
		重症	休業（入院加療）
妊娠前から持っている病気（妊娠により症状の悪化が見られる場合）	軽症		負担の大きい作業、ストレス・緊張を多く感じる作業の制限又は勤務時間の短縮
	重症		休業（自宅療養又は入院加療）

※本書に掲載されている書式（Word形式・PDF形式）を一括ダウンロードできます。
詳しくは巻末をご覧ください。

症　状　等			指導項目	標　準　措　置
妊娠中にかかりやすい病気	静脈瘤（りゅう）	症状が著しい場合		長時間の立作業、同一姿勢を強制される作業の制限又は横になっての休憩
	痔（じ）	症状が著しい場合		
	腰痛症	症状が著しい場合		長時間の立作業、腰に負担のかかる作業、同一姿勢を強制される作業の制限
	膀胱炎（ぼうこうえん）	軽症		負担の大きい作業、長時間作業場所を離れることのできない作業、寒い場所での作業の制限
		重症		休業（入院加療）
多胎妊娠（　　　　　　胎）				必要に応じ、負担の大きい作業の制限又は勤務時間の短縮 多胎で特殊な例又は三胎以上の場合、特に慎重な管理が必要
産後の回復不全		軽症		負担の大きい作業の制限又は勤務時間の短縮
		重症		休業（自宅療養）

標準措置と異なる措置が必要である等の特記事項があれば記入してください。

3. 上記2の措置が必要な期間
　（当面の予定期間に○を付けてください。）

1週間（　月　日　～　月　日）	
2週間（　月　日　～　月　日）	
4週間（　月　日　～　月　日）	
その他（　　　　　　　　）	

4. その他指導事項
　（措置が必要である場合は○を付けてください。）

妊娠中の通勤緩和の措置	
妊娠中の休憩に関する措置	

［記入上の注意］
(1)　「4．その他の指導事項」の「妊娠中の通勤緩和の措置」欄には、交通機関の混雑状況及び妊娠経過の状況にかんがみ、措置が必要な場合、○印をご記入下さい。
(2)　「4．その他の指導事項」の「妊娠中の休憩に関する措置」欄には、作業の状況及び妊娠経過の状況にかんがみ、休憩に関する措置が必要な場合、○印をご記入ください。

指導事項を守るための措置申請書

上記のとおり、医師等の指導事項に基づく措置を申請します。

　　　平成　　　年　　月　　日

　　　　　　　　　　　　　所　属

　　　　　　　　　　　　　氏　名　　　　　　　　　　　　　　　　印

事　業　主　殿

この様式の「母性健康管理指導事項連絡カード」の欄には医師等が、また、「指導事項を守るための措置申請書」の欄には女性労働者が記入してください。

1　妊娠中の症状等に対応する措置

症　状　等		措　置　内　容
つわり	妊娠初期に現れる食欲不振、吐き気、胃の不快感、胃痛、嘔吐などの症状。一般に妊娠12週（第4月）頃に自然に消失する場合が多い。	悪臭がする、換気が悪い、高温多湿などのつわり症状を増悪させる環境における作業の制限 体重が1週間に2kg前後減少する場合、尿中ケトン体が陽性の場合、妊娠12週を過ぎても症状が軽快せずに残る場合 **勤務時間の短縮**
妊娠悪阻（おそ）	つわりの強いもので食物摂取が不能になり、胃液血液等を混じた嘔吐が激しく全身の栄養状態が悪化する。脳症状（頭痛、軽い意識障害、めまいなど）や肝機能障害が現れる場合がある。	1週間に3～4kgの体重減少のある場合、尿中ケトン体が（2+）以上を示す場合、脳症状や肝機能障害（GOT、GPTが100IU/ℓ以上）を示す場合 **休業（入院加療）**
妊婦貧血	妊娠中の血液量の増加により、血液中の赤血球数又は血色素量が相対的に減少するもので、顔色が悪い（蒼白い）、動悸、息切れ、立ちくらみ、脱力感などの症状が現れる場合がある。	血色素量が9g/dℓ以上11g/dℓ未満の場合 **負担の大きい作業の制限又は勤務時間の短縮** 血色素量が9g/dℓ未満の場合 **休業（自宅療養）**
子宮内胎児発育遅延	子宮内において胎児の発育が遅れている状態。	胎児の推定体重が正常の発育曲線の正常限界より小さい場合 **負担の大きい作業の制限、勤務時間の短縮又は休業（自宅療養又は入院加療）**
切迫流産（妊娠22週未満）	流産しかかっている状態。出血、褐色のおりもの、下腹部の痛み、下腹部の張りが徴候となる。	**休業（自宅療養又は入院加療）** ……注）1
切迫早産（妊娠22週以降）	早産しかかっている状態。出血、下腹部の痛み、下腹部の張り（周期的又は持続するもので、安静にしても治らないもの）、破水感、自覚する胎動の減少などが徴候となる。	**休業（自宅療養又は入院加療）** ……注）1
妊娠浮腫（むくみ）	起床時などに、下肢、上肢、顔面などに次のようなむくみが認められ、かつ1週間に500g以上の体重増加がある場合。妊娠後半期（妊娠20週以降）に生じやすい。 下肢：すねのあたりを指で押すと陥没する。 上肢：手指のこわばり。はれぼったい。指輪がきつくなる。 顔面：額を指で押すと陥没する。まぶたがはれぼったい。	軽症（浮腫が全身に及ばない）の場合 **負担の大きい作業、長時間にわたる立作業、同一姿勢を強制される作業の制限又は勤務時間の短縮** 重症（浮腫が全身に及ぶ）の場合 **休業（入院加療）**
蛋白尿 ……注）2	尿中に蛋白が現れるもので、ペーパーテストにより検査する場合は連続して2回以上陽性の場合を、24時間尿で定量した場合は、300mg/日以上を、蛋白尿陽性という。	軽症（300mg/日以上、2g/日未満）の場合 **負担の大きい作業、ストレス・緊張を多く感じる作業の制限又は勤務時間の短縮** 重症（2g/日以上）の場合 **休業（入院加療）**
高血圧 ……注）2	自覚症状として、頭痛、耳鳴り、ほてりなどが生ずることもあるが、自覚されないことも多いので、定期健診時、職場、家庭等で血圧を測定することが必要である。高血圧が認められたら数時間安静後再検して確認する。	軽症（最高血圧140mmHg以上160mmHg未満又は最低血圧90mmHg以上110mmHg未満）の場合 **負担の大きい作業、ストレス・緊張を多く感じる作業の制限又は勤務時間の短縮** 重症（最高血圧160mmHg以上又は最低血圧110mmHg以上）の場合 **休業（入院加療）**

※本書に掲載されている書式（Word形式・PDF形式）を一括ダウンロードできます。
　詳しくは巻末をご覧ください。

別表

	症 状 等	措 置 内 容
妊娠前から持っている病気	妊娠により症状の悪化が見られるもの ……注）3	負担の大きい作業の制限、勤務時間の短縮又は休業（自宅療養又は入院加療）
妊娠中にかかりやすい病気		
静脈瘤	下肢や陰部の静脈がふくれあがったもので、痛み、歩行困難などが生ずることがある。妊娠後半期に起こりやすい。	症状が著しい場合 　長時間にわたる立作業、同一姿勢を強制される作業の制限又は横になっての休憩
痔	外痔核の腫れによる痛みや排便痛、排便時出血。	症状が著しい場合 　長時間にわたる立作業、同一姿勢を強制される作業の制限又は横になっての休憩
腰痛症	子宮の増大、重心の前方移動、ホルモンの影響等により生ずる腰部の痛み。	症状が著しい場合 　長時間にわたる立作業、腰に負担のかかる作業又は同一姿勢を強制される作業の制限
膀胱炎	細菌感染等による膀胱の炎症。尿意が頻繁となり排尿痛や残尿感がある。	症状が著しい場合 　負担の大きい作業、長時間拘束される作業又は寒い場所での作業の制限 高熱を伴った腎盂・膀胱炎の場合 　休業（入院加療）
多 胎 妊 娠	複数の胎児が同時に子宮内に存在する状態。切迫流早産や子宮内胎児発育遅延を起こしやすい。	双胎の場合 　妊娠26週以降、必要に応じ、負担の大きい作業の制限又は勤務時間の短縮 三胎以上の場合 　特に慎重な管理を必要とする ……注）4

2　産後の症状等に対応する措置

	症 状 等	措 置 内 容
回 復 不 全	産後長期にわたって全身状態の回復が不良なもの。	負担の大きい作業の制限、勤務時間の短縮又は休業（自宅療養）

注）1　前回流早産したことがある場合はより慎重な管理が必要である。
注）2　妊娠20週以降、分娩後12週までに高血圧が見られる場合、または高血圧に蛋白尿を伴う場合のいずれかで、且つこれらの症候が偶発合併症によらないものを「妊娠高血圧症候群」といい、母体および胎児・新生児にいろいろな悪影響を及ぼすので、早期発見、早期治療が大切である。
注）3　例えば心臓病、腎臓病、高血圧、糖尿病、ぜんそく、膠原病、甲状腺疾患などは、妊娠により症状が悪化する恐れがある。
注）4　双胎の平均分娩週数は妊娠36週であり、三胎以上はより早い。その10週間前からの慎重な管理は、切迫流早産や子宮内胎児発育遅延の予防にとって重要である。
　　　双胎の中には、種類によって胎児予後が悪くなるものがあるので、診断確定のため妊娠初期に数回通院検査の必要がある場合がある。

※本書に掲載されている書式（Word形式・PDF形式）を一括ダウンロードできます。詳しくは巻末をご覧ください。

妊産婦等の就業制限の業務の範囲

×…女性を就かせてはならない業務
△…女性が申し出た場合就かせてはならない業務
○…女性を就かせても差し支えない業務

女性労働基準規則第2条第1項		就業制限の内容		
		妊婦	産婦	その他の女性
1号	重量物を取り扱う業務　（別表1参照）	×	×	×
2号	ボイラーの取扱いの業務	×	△	○
3号	ボイラーの溶接の業務	×	△	○
4号	つり上げ荷重が5トン以上のクレーン、デリック又は制限荷重が5トン以上の揚貨装置の運転の業務	×	△	○
5号	運転中の原動機又は原動機から中間軸までの動力伝導装置の掃除、給油、検査、修理又はベルトの掛換えの業務	×	△	○
6号	クレーン、デリック又は揚貨装置の玉掛けの業務（2人以上の者によって行う玉掛けの業務における補助作業の業務を除く。）	×	△	○
7号	動力により駆動させる土木建築用機械又は船舶荷扱用機械の運転の業務	×	△	○
8号	直径が25センチメートル以上の丸のこ盤（横切用丸のこ盤及び自動送り装置を有する丸のこ盤を除く。）又はのこ車の直径が75センチメートル以上の帯のこ盤（自動送り装置を有する帯のこ盤を除く。）に木材を送給する業務	×	△	○
9号	操車場の構内における軌道車両の入換え、連結又は解放の業務	×	△	○
10号	蒸気又は圧縮空気により駆動されるプレス機械又は鍛造機械を用いて行う金属加工の業務	×	△	○
11号	動力により駆動されるプレス機械、シャー等を用いて行う厚さ8ミリメートル以上の鋼板加工の業務	×	△	○
12号	岩石又は鉱物の破砕機又は粉砕機に材料を送給する業務	×	△	○
13号	土砂が崩壊するおそれのある場所又は深さが5メートル以上の地穴における業務	×	○	○
14号	高さが5メートル以上の場所で、墜落により労働者が危害を受けるおそれのあるところにおける業務	×	○	○
15号	足場の組立て、解体又は変更の業務（地上又は床上における補助作業の業務を除く。）	×	△	○
16号	胸高直径が35センチメートル以上の立木の伐採の業務	×	△	○
17号	機械集材装置、運材索道等を用いて行う木材の搬出の業務	×	△	○
18号	別表2の1に掲げる有害物を発散する場所において行われる別表2の2に掲げる業務	×	×	×
19号	多量の高熱物体を取り扱う業務	×	△	○
20号	著しく暑熱な場所における業務	×	△	○
21号	多量の低温物体を取り扱う業務	×	△	○
22号	著しく寒冷な場所における業務	×	△	○
23号	異常気圧下における業務	×	△	○
24号	さく岩機、鋲打機等身体に著しい振動を与える機械器具を用いて行う業務	×	×	○

http://www.mhlw.go.jp/file/06-Seisakujouhou-11900000-Koyoukintoujidoukateikyoku/0000175935.pdf

〈別表1〉
下の表の左欄に掲げる年齢の区分に応じ、それぞれ右欄に掲げる重量以上の重量物を取り扱う業務

年　齢	重　量（単位：kg）	
	断続作業	継続作業
満16歳未満	12	8
満16歳以上満18歳未満	25	15
満18歳以上	30	20

〈別表2〉
1．対象有害物（26物質）
[特定化学物質障害予防規則の適用を受けるもの]

1 塩素化ビフェニル（ＰＣＢ）	10 塩化ニッケル（Ⅱ）（粉状のものに限る）※
2 アクリルアミド	11 スチレン
3 エチルベンゼン	12 テトラクロロエチレン（パークロルエチレン）
4 エチレンイミン	13 トリクロロエチレン
5 エチレンオキシド	14 砒素化合物（アルシンと砒化ガリウムを除く）※
6 カドミウム化合物※	15 ベータープロピオラクトン
7 クロム酸塩※	16 ペンタクロルフェノール（PCP）およびそのナトリウム塩
8 五酸化バナジウム※	17 マンガン※
9 水銀およびその無機化合物（硫化水銀を除く）	

※　カドミウム、クロム、バナジウム、ニッケル、砒素の金属単体、マンガン化合物は対象となりません。

[鉛中毒予防規則の適用を受けるもの]

18 鉛およびその化合物

[有機溶剤中毒予防規則の適用を受けるもの]

19 エチレングリコールモノエチルエーテル（セロソルブ）	23 N，N－ジメチルホルムアミド
20 エチレングリコールモノエチルエーテルアセテート（セロソルブアセテート）	24 トルエン
21 エチレングリコールモノメチルエーテル（メチルセロソルブ）	25 二硫化炭素
22 キシレン	26 メタノール

書式ダウンロード

本書に掲載されている書式（Word形式・PDF形式）を一括ダウンロードできます。
下記リンクにアクセスし、パスワードを入力してください。

http://www.jmedj.co.jp/book/search/detail.php?id=1804

パスワード **K5epSQ3**

嘱託産業医スタートアップマニュアル
【ゼロから始める産業医】

定価（本体3,800円＋税）
2018年3月16日　第1版
2018年8月15日　第1版2刷
2023年5月27日　第1版3刷

著　者	勝木美佐子・奥田弘美
発行者	梅澤俊彦
発行所	日本医事新報社　www.jmedj.co.jp 〒101-8718 東京都千代田区神田駿河台2-9 電話 03-3292-1555（販売）・1557（編集） 振替口座 00100-3-25171
ＤＴＰ	アトリエマーブル（深谷稔子）
装　丁	Malpu Design（宮崎萌美）
印　刷	ラン印刷社

Ⓒ 2018 Misako Katsuki & Hiromi Okuda, Printed in Japan
ISBN978-4-7849-4755-3

JCOPY ＜(社)出版者著作権管理機構　委託出版物＞

本書の無断複写は著作権法上での例外を除き禁じられています。
複写される場合は、そのつど事前に(社)出版者著作権管理機構
（電話 03-5244-5088・FAX 03-5244-5089・e-mail：info@
jcopy.or.jp）の許諾を得てください。